Middeke

Herzinfarkt
Was Sie jetzt wissen sollten

Prof. Dr. med. Martin Middeke

Herzinfarkt
Was Sie jetzt wissen sollten

- Alles über Behandlung und Rehabilitation
- Bewusste Ernährung, gezielte Entspannung, richtige Bewegung
- So schützen Sie Ihr Herz

TRIAS

Leserservice:

Wenn Sie Fragen oder Anregungen zu diesem Buch haben, schreiben Sie uns:
TRIAS Verlag
Postfach 30 05 04
70445 Stuttgart
oder besuchen Sie uns im Internet unter:
www.trias-gesundheit.de

Programmplanung:
Dr. rer. nat. Dierk Suhr

Redaktion:
Dr. med. Sabine Tettenborn

Umschlaggestaltung:
Cyclus · Visuelle Kommunikation, Stuttgart

Textzeichnungen:
Viorel Constantinescu

Bildnachweis:
Umschlagfotos: Mauritius
S. 75: WDV Stalter
S. 105: Premium
S. 104: WDV Toncar
Sonstige: MEV

Die Deutsche Bibliothek –
CIP Einheitsaufnahme

Ein Titeldatensatz für diese Publikation ist bei der Deutschen Bibliothek erhältlich.

Wichtiger Hinweis:
Wie jede Wissenschaft ist die Medizin ständigen Entwicklungen unterworfen. Forschung und klinische Erfahrung erweitern unsere Erkenntnisse, insbesondere was Behandlung und medikamentöse Therapie anbelangt. Soweit in diesem Werk eine Dosierung oder eine Applikation erwähnt wird, darf der Leser zwar darauf vertrauen, dass Autoren, Herausgeber und Verlag große Sorgfalt darauf verwandt haben, dass diese Angabe **dem Wissensstand bei Fertigstellung des Werkes** entspricht.
Für Angaben über Dosierungsanweisungen und Applikationsformen kann vom Verlag jedoch keine Gewähr übernommen werden. **Jeder Benutzer ist angehalten,** durch sorgfältige Prüfung der Beipackzettel der verwendeten Präparate und gegebenenfalls nach Konsultation eines Spezialisten festzustellen, ob die dort gegebene Empfehlung für Dosierungen oder die Beachtung von Kontraindikationen gegenüber der Angabe in diesem Buch abweicht. Eine solche Prüfung ist besonders wichtig bei selten verwendeten Präparaten oder solchen, die neu auf den Markt gebracht worden sind. **Jede Dosierung oder Applikation erfolgt auf eigene Gefahr des Benutzers.** Autoren und Verlag appellieren an jeden Benutzer, ihm etwa auffallende Ungenauigkeiten dem Verlag mitzuteilen.

Gedruckt auf chlorfrei gebleichtem Papier

Printed in Germany
Satz: Fotosatz H. Buck, Kumhausen
Druck: Druckerei Gutmann, Talheim

ISBN 3-8304-3027-2 1 2 3 4 5 6

Zu diesem Buch

Wenn man ein Buch über den Herzinfarkt schreibt, möchte man als Arzt nicht nur die Herzinfarktpatienten erreichen, sondern möglichst auch diejenigen Menschen, die noch keinen Infarkt erlitten haben, aber eventuell gefährdet sind. Erfahrungsgemäß beschäftigen sich aber überwiegend Patienten, die bereits einen Herzinfarkt hatten, bzw. deren Angehörige, mit einem Herzinfarktbuch. Da für die Prävention (Verhütung) des *ersten* Infarktes die gleichen Empfehlungen gelten wie für die Verhinderung eines weiteren Infarktes, ist das Buch gleichermaßen geeignet für Infarktpatienten wie auch für Personen, die noch keine Beschwerden haben, aber bereits ein erhöhtes Risiko und einen Infarkt vermeiden möchten. Der Schwerpunkt liegt daher auf dem Erkennen, Bewerten und Behandeln der Ursachen und Risikofaktoren für den Herzinfarkt.

Vorbeugen, damit es nicht (noch einmal) so weit kommt.

Selbst die aufwändigen und invasiven (= eingreifenden) Maßnahmen der modernen High-Tech-Kardiologie und der Herzchirurgie (von der Stentimplantation bis zur Bypass-Operation) sind auf Dauer nur wirklich erfolgreich, wenn die zugrundeliegenden Risikofaktoren erkannt und konsequent behandelt werden. Hierzu steht eine breite Palette von gut wirksamen Medikamenten und anderen Therapiemaßnahmen zur Verfügung.

Leider wird der Prävention bei uns bisher nicht genügend Aufmerksamkeit geschenkt. Jüngste Untersuchungen aus Deutschland, die im Rahmen eines WHO-Projektes durchgeführt wurden, zeigen jedoch, dass die Prävention im Vergleich zur »Reparaturmedizin« sehr erfolgreich ist und zu einer Abnahme der Herzinfarktsterblichkeit geführt hat.

Die „klassischen" Risikofaktoren für die Herzkranzgefäßerkrankung haben nach wie vor ihre Gültigkeit, wenn auch in den letzten Jahren einige interessante Aspekte hinzugekommen sind, einschließlich der Infektionshypothese.

Frauen sind stärker herzinfarktgefährdet als man glaubt.

Der Herzinfarkt bei Frauen ist lange Zeit deutlich unterschätzt worden. Dies ist um so erstaunlicher, als mehr Frauen an Herzinfarkt versterben als an Brustkrebs. Es wird in diesem Buch daher auch insbesondere auf die geschlechtsspezifischen Aspekte eingegangen.

In der Laienliteratur zum Herzinfarkt sind in den letzten Jahren starke Worte gefallen: Es war unter anderem von der „Revolution" in der Herztherapie und von „Kreuzzügen" gegen den Herzinfarkt die Rede. Bis heute gibt es aber weder eine Revolution noch eine Wunderpille gegen den Infarkt. Tatsächlich haben wir jedoch viele unspektakuläre Möglichkeiten, dem Herzinfarkt sehr effektiv vorzubeugen und ihn erfolgreich zu behandeln.

Die Absicht des Autors ist es, über die Zusammenhänge aufzuklären und so die Voraussetzung dafür zu schaffen, dass jeder Betroffene eigenverantwortlich selbst an der Verhütung seines (weiteren) Herzinfarktes mitwirken kann.

Traktat vom Herzen

Das Herz ist herzförmig, wird gern mit einer Uhr verglichen und spielt im Leben, besonders im Gefühlsleben, eine große Rolle. Da ist es gleichsam das Ding für alles, der Auffänger aller Erschütterungen, die Sammellinse aller Strahlen, das Echo allen Lärms. Es ist der verschiedenartigsten Funktionen fähig. Es kann zum Beispiel erglühen wie ein Scheit Holz, an etwas gehängt werden wie ein Überrock, zerrissen sein wie eben ein solcher, laufen wie ein gehetzter Hase, stillstehen wie die Sonne zu Gideon, überfließen wie die Milch im Kochtopf. Es steckt überhaupt voll Paradoxien.

Der Härtegrad des wunderlichen Gegenstands schwankt zwischen dem der Butter und dem des Felsgesteins, oder, nach der mineralogischen Skala, von Talk bis Diamant. Man kann es verlieren und verschenken, tropfendicht verschließen und restlos ausschütten, man kann es verraten und von ihm verraten werden, man kann jemand in ihm tragen (der Jemand muss davon nicht einmal etwas wissen), man kann es in alles Mögliche hineinlegen, das ganze Herz in ein Winzigstes, in ein Nichts an Zeit und Raum, in ein Lächeln, einen Blick, ein Schweigen. »Herz« ist gewiss das Hauptwort, das der erwachsene zivilisierte Mensch, sei sein Vokabelschatz groß oder klein, am öftesten gebraucht. Und stünde dieses eine Wort unter Sperre: neun Zehntel aller Lyrik wäre nicht. Dass sich Herz auf Schmerz reimt, wie cœur auf douleur, dürfte mehr sein als Klangzufall, nämlich Symbol einer besonders nahen und häufigen Beziehung.

Zumeist also ist in unserem Denken und Sprechen das Herz metaphorisch gemeint – und solange dies der Fall, bleibt alles, auch wenn es Ernst ist, noch Spiel, Spiel, das sich ändern, Verlust noch immer in Gewinn wandeln kann. Wirklich schlimm ist es erst dann um ein Herz bestellt, wenn nicht mehr in Vergleichen und Bildern von ihm gesprochen wird, wenn die Metaphern sich von ihm zurückziehen (wie Masken sich verlaufen, nimmt das Fest eine unheimliche Wendung), wenn von seinen Bewegungen auch die kühnen und großartigen unerheblich geworden sind, und nur noch die messbaren, die rein mechanischen etwas bedeuten, wenn es auf seine Melodien gar nicht mehr ankommt, nur noch auf den nackten Rhythmus. In solcher Stunde ist wenig Poesie mehr um das arme Ding. Da wird furchtbar gleichgültig, **wofür** *es schlägt,* **wenn** *es nur schlägt, da erlassen wir dem edlen Herzen gern jede Funktion, durch die es sich vom unedlen unterscheidet, wenn es nur die physiologische erfüllt, die es mit ihm gemein hat.*

Und doch, gerade in solcher Stunde, wenn das Herz gar keine andere Rolle mehr spielt als die sachliche, die ihm von der Natur übertragen ist, nichts mehr mit seinem Schlag erstrebt als den nächsten, nichts mehr will als sich selbst, keinen Vergleich mehr zu rechtfertigen den Ehrgeiz hat als den mit der Uhr, die geht … gerade in solcher Stunde, wenn es nur noch ein klägliches, verheddertes Maschinchen ist, dem kein Öl mehr hilft, gerade dann erscheint es als ein Ding von unermesslicher Würde und Hoheit. Und zwischen Farben und Formen ringsum, gespenstig schimmernd im Phosphorlicht des Lebens, ist es wie zwischen üppigem Gesindel eine arme Majestät.

Quelle: Alfred Polgar, Kleine Schriften, Band 2: Kreislauf.

Was ist ein Herzinfarkt?

Auf keinen Fall ist der Herzinfarkt ein seltenes Ereignis. Doch Warnzeichen und Symptome werden häufig falsch gedeutet. Das führt dazu, dass die sehr erfolgreiche Behandlung oft erst mit Verspätung eingeleitet werden kann.

Die Häufigkeit des Herzinfarktes

Der Herzinfarkt ist die häufigste Todesursache in den Industrieländern.

Herz-Kreislauf-Erkrankungen sind in Deutschland, ebenso wie in Österreich, der Schweiz und allen anderen industrialisierten Ländern, mit 52 % die weitaus häufigste Todes-

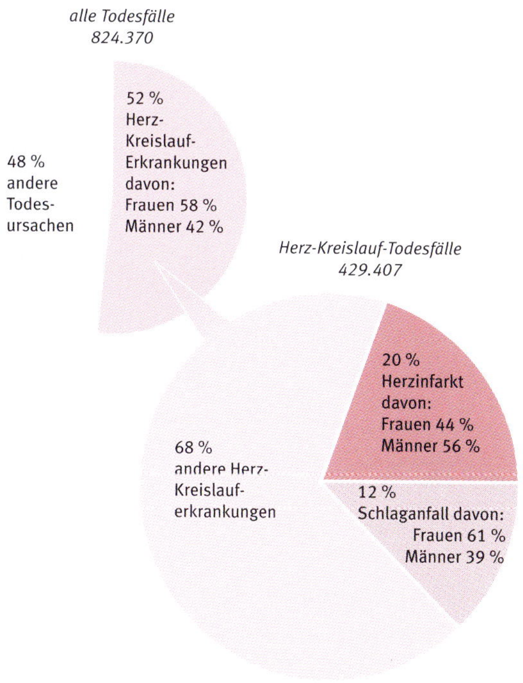

Todesfälle durch Herz-Kreislauf-Erkrankungen und Herzinfarkt in Deutschland 1995 (Angaben des Statistischen Bundesamtes Wiesbaden, Zahlen gerundet).

ursache weit vor den Krebserkrankungen mit 23 %. Frauen sind mit 58,4 % deutlich häufiger betroffen als Männer mit 41,6 %. Von den Herz-Kreislauf-Todesfällen entfallen 20 % auf den Herzinfarkt und 12 % auf den Schlaganfall. Während beim tödlichen Herzinfarkt die Männer mit 55,8 % deutlich vor den Frauen mit 44,2 % liegen, sieht es beim Schlaganfall umgekehrt aus: Hier führen die Frauen mit 14 % gegenüber den Männern mit 9 %. Täglich sterben alleine 240 Menschen in Deutschland am Herzinfarkt. Das ist ungefähr ein Drittel aller Herzinfarktpatienten; insgesamt ereignen sich täglich ca. 750 Herzinfarkte. Mit steigender Lebenserwartung verlagert sich auch die Infarkthäufigkeit mehr in die älteren Jahrgänge: Während 1980 in Deutschland noch 60 % der Patienten jünger waren als 75 Jahre, sind es 1996 nur noch 47 %. Trotzdem werden heute bereits 30- und 40-Jährige vom Infarkt betroffen.

In Deutschland ereignen sich jeden Tag 750 Herzinfarkte; 250 Menschen sterben daran.

Dieses Buch beschäftigt sich zwar mit dem Herzinfarkt, für die Entstehung des Schlaganfalls und viele andere Herz-Kreislauf-Erkrankungen (z.B. Herzrhythmusstörungen, Arteriosklerose usw.) sind jedoch prinzipiell die gleichen Risikofaktoren und Entstehungsmechanismen verantwortlich, wie sie für den Herzinfarkt beschrieben werden.

Was genau passiert beim Herzinfarkt? Wechselspiel zwischen Blutgerinnung und Gerinnungshemmung

Beim Herzinfarkt wird die Durchblutung des Herzmuskels durch eine hochgradige Einengung, eine Verstopfung bzw. den vollständigen Verschluss eines Herzkranzgefäßes drastisch eingeschränkt oder gar komplett unterbunden, so dass ein Teil des Herzmuskels nicht mehr ausreichend mit Blut versorgt wird und abstirbt (siehe Abbildung S. 13).

Bei diesem Ereignis kommt dem Blutgerinnungssystem eine ganz überragende Bedeutung zu. Seine eigentliche Aufgabe ist es, uns bei Verletzungen vor einem übermäßigen Blutverlust zu schützen: Die Gerinnsel dichten ein verletztes Gefäß ab und verhindern so, dass Blut austritt. Das Gerinnungssystem kann aber im Falle der Herzkranzgefäßerkran-

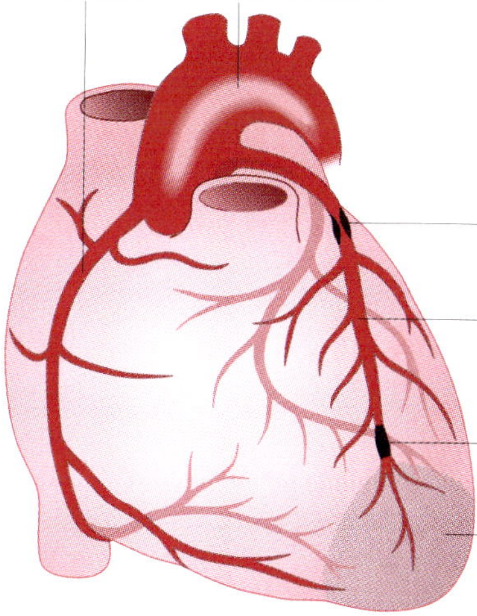

Schematische Darstellung eines Vorderwand-Herzinfarktes durch Verschluss der linken Herzkranzarterie.

Wenn der Herzmuskel nicht mehr ausreichend mit Blut versorgt wird, kommt es zum Infarkt.

kung nicht unterscheiden, ob die Verletzung des Gefäßes (die Arteriosklerose) – hier die Schädigung der Gefäßinnenhaut (das Endothel) durch Sklerose und Ablagerungen – durch eine Einwirkung von außen oder aus anderen Gründen entstanden ist. Die Aktivierung des Gerinnungssystems, d.h. die Blutgerinnselbildung aus Blutplättchen und Fibrinfäden, führt nun nicht mehr dazu, dass ein verletztes Gefäß nach außen hin abgedichtet wird, sondern es wird nach innen verstopft.

Gerinnselbildung und Gerinnungshemmung sind in einem ständigen Wechselspiel. Wahrscheinlich spielen sich bei einer fortgeschrittenen Herzkranzgefäßerkrankung täglich »dramatische« Auseinandersetzungen zwischen Blutgerinnung und Gerinnungshemmung ab, wobei die Hemmung – der Natur sei Dank – häufig die Oberhand behält und die Gerinnselbildung verhindert bzw. kleine Gerinnsel (Thromben) auch wieder auflöst. In dem Augenblick, wo die Blutgerinnung obsiegt, sei es, weil sie zu einer bestimmten Tageszeit besonders aktiv ist, sei es, dass z.B. das Aufbrechen einer

Gefäßplaque (Ablagerung, siehe Abbildung S. 23) zur übersteigerten Gerinnungsaktivität führt, oder sonstige Auslöser (siehe S. 41) die Aktivität der Blutplättchen stimulieren, deren Verklebung steigern und gleichzeitig die Herzkranzgefäße verengen, kommt es zum Herzinfarkt. Angesichts dieser Ereigniskette wird auch klar, warum die Gerinnungshemmung sowohl bei der Verhütung eines Herzinfarktes (Prävention) mit Aspirin als auch bei der akuten Therapie des Herzinfarktes durch eine Fibrinolyse (gerinnselauflösende Therapie) eine so erfolgreiche Rolle spielt.

Alles dreht sich um die Gerinnselbildung.

Die Herzkranzgefäße versorgen den Herzmuskel mit sauerstoff- und energiereichem Blut. Das ist die Voraussetzung dafür, dass der Herzmuskel seine lebensnotwendige Pumpfunktion erfüllen kann. Wird nun aufgrund einer hochgradigen Einengung oder durch den Verschluss einer Herzkranzarterie die Blutzufuhr zu einem bestimmten Herzmuskelareal unterbrochen, ist der betroffene Bereich von der lebensnotwendigen Sauerstoff- und Energiezufuhr abgeschnitten. Das betroffene Herzmuskelgewebe stirbt ab und wird im Laufe von Tagen und Wochen durch Bindegewebe ersetzt: eine Narbe entsteht.

Infarkt ist nicht gleich Infarkt

Es kann kleine Infarkte geben, die mit keinerlei Einschränkung der Herzfunktion oder anderen Komplikationen einhergehen und mit mehr oder weniger Narbenbildung ausheilen. Ist das Infarktareal größer, kommt es auch zu einer größeren Narbenbildung, die die Herzfunktion zum Teil erheblich beeinträchtigen kann, da die bindegewebige Narbe nicht wie normales Herzmuskelgewebe aktiv an der Pumpfunktion des Herzens teilnehmen kann und so die Pumpleistung insgesamt vermindert wird. Noch größere Komplikationen können entstehen, wenn die Narbe sehr groß und schwach ist und es zu einer Aussackung eines Teils der Herzkammer (Aneurysma) kommt.

Der Infarkt hinterlässt Narben, die die Herzfunktion schwächen.

Je nachdem, welche Herzkranzgefäße verschlossen sind, sind unterschiedliche Abschnitte der linken Herzkammer betroffen, so dass man je nach Lage von einem Vorderwandinfarkt bzw. einem Hinterwandinfarkt spricht. Infarkte der rechten Herzkammer kommen nur in drei bis fünf Prozent der Fälle vor.

Selten (zwei bis drei Prozent) wird der Infarkt nicht durch einen Gefäßverschluss, sondern durch einen extremen »Gefäßkrampf« (Vasospasmus) hervorgerufen. Diese vorübergehende starke Einengung eines Gefäßes tritt aber vor allem bei Patienten mit bereits geschädigten Herzkranzgefäßen auf.

Wie erkennt man einen Herzinfarkt?

Die Aufklärung über die möglichen Beschwerden im Rahmen eines Herzinfarktes und ihre richtige Deutung ist leider immer noch eines der unbefriedigendsten Kapitel bei der Herzinfarktverhütung.

Jede Minute zählt!

Die Tatsache, dass mehr als die Hälfte der betroffenen Patienten die ersten Vorboten und Symptome eines Infarktes *nicht* auf ihr Herz beziehen und gar nicht an einen Herzinfarkt denken, hat schwer wiegende Konsequenzen: Jede Minute zählt, wenn eine erfolgreiche und damit lebensrettende Therapie des akuten Herzinfarktes durchgeführt werden soll. Leider sterben auch heute noch 33 von 100 Herzinfarkt-Patienten vor Erreichen eines Krankenhauses, 17 % versterben am ersten Tag im Krankenhaus, dagegen nur sechs weitere Patienten innerhalb des ersten Monates. Die Zahlen könnten sehr viel besser aussehen, wenn die Beschwerden richtig gedeutet würden und die betroffenen Patienten schneller ins Krankenhaus kämen. Leider warten aber etwa 13 % der Patienten sogar mindestens 24 Stunden ab, bevor sie einen Arzt zu Rate ziehen.

Daran denken: Es könnte ein Herzinfarkt sein!

Wenn ein Infarkt eintritt und das Herzmuskelgewebe abstirbt, wird in der Regel ein Schmerz hinter dem Brustbein ausgelöst. Allein die Tatsache der Lage des Schmerzes hinter dem Brustbein in der Brustmitte lässt viele Patienten gar nicht an das Herz denken, welches gemeinhin in der linken Brust vermutet wird. Viele Patienten denken, ihre Beschwerden kämen von den Bronchien, der Lunge, der Speiseröhre oder vom Magen.

Das deutet auf Herzinfarkt hin: Plötzliches Auftreten von ungewöhnlichen Beschwerden, wie
- Brustschmerzen hinter dem Brustbein (typisch), aber auch links oder rechts in der Brust oder zwischen den Schulterblättern
- Ausstrahlung der Schmerzen in den linken Arm, in den Hals oder Unterkiefer, in den Rücken oder die rechte Brust (nicht immer)
- Oberbauchschmerzen
- Atemnot (in Ruhe)
- Schweißausbrüche
- abnorme Müdigkeit
- Erbrechen, Übelkeit
- Schwindel
- Angstgefühl

Man kann nicht deutlich genug darauf hinweisen, dass jeder neu aufgetretene Schmerz und jede ungewöhnliche Empfindung im Brustkorb, insbesondere bei Männern und Frauen ab dem vierten Lebensjahrzehnt, zu einer sofortigen ärztlichen Konsultation führen sollte.

Die Beschwerden sind gar nicht immer so dramatisch und charakteristisch, wie sich das viele Patienten, aber auch einige Ärzte vorstellen. So ist es nicht verwunderlich, dass viele Herzinfarkte sozusagen stumm verlaufen (ca. 20%!). Dies betrifft insbesondere Diabetiker, bei denen der Herzinfarkt gelegentlich nur sehr geringe oder keinerlei Beschwerden bereitet.

Selbst leichtes Unwohlsein, unbekannte Oberbauchbeschwerden, ungewöhnliches Ziehen, Drücken in der Brust, sei es hinter dem Brustbein, auf der rechten Brustseite, über dem Herzen oder im Rücken zwischen den Schulterblättern, sollte – vor allem, wenn es in den Morgenstunden oder in der Nacht auftritt – immer auch an einen Herzinfarkt denken lassen. Auch neu aufgetretene oder ungewöhnliche Atemnot kann auf einen Herzinfarkt hinweisen. Die angeblich klassische Symptomatik (Angina pectoris) mit vernichtend empfundenem Schmerz hinter dem Brustbein und Ausstrahlung in den linken Arm oder in den Hals und sogar bis in den Kiefer wird nur von sehr wenigen Patienten berichtet.

Die Devise muss lauten: Lieber einmal zu viel oder vielleicht unnötig ins Krankenhaus fahren bzw. den Arzt rufen, um ein EKG zu schreiben, als dies einmal mit vielleicht tödlichem Ausgang zu versäumen.

Nur 30 bis 40% der Herzinfarktpatienten haben über einen längeren Zeitraum vor dem Herzinfarkt bereits Beschwerden im Sinne einer Angina pectoris verspürt (siehe auch S. 146). Die Brustenge (Angina pectoris) ist das klassische Symptom der Herzkranzgefäßerkrankung (koronare Herzerkrankung, abgekürzt KHK) und tritt typischerweise unter körperlicher Belastung, in Kälte, bei emotionalem

Stress, aber gelegentlich auch in Ruhe auf. Interessanterweise ist es so, dass die Patienten, die bereits vor dem Infarkt unter Angina pectoris leiden, eine günstigere Prognose hinsichtlich ihres Herzinfarktes haben.

Die Angina pectoris ist Folge einer gedrosselten Durchblutung des Herzmuskels (Ischämie) und muss unbedingt zur weiteren Klärung zum Arzt führen. Für alle Patienten mit bereits bekannter und behandelter Angina pectoris gilt die Regel, dass bei Zunahme der Beschwerden, bei häufigerem Auftreten, bei unzureichendem Ansprechen auf Nitrokapseln oder -spray die Gefahr eines Herzinfarktes besteht und dringend ein Krankenhaus aufgesucht werden muss.

Patienten mit Angina pectoris müssen auf Veränderungen ihrer Beschwerden besonders aufmerksam reagieren.

Fallbeispiel

Ein typischer Infarkt

Herr P. wacht normal auf und fährt nach dem Frühstück zur Arbeit. Gegen 9.30 Uhr bemerkt er ein bisher nicht bekanntes Drücken im Oberbauch, gleichzeitig bricht ihm der Schweiß aus. Wie die spätere Befragung ergibt, denkt Herr P. zu diesem Zeitpunkt nicht an sein Herz. Er geht von einer vorübergehenden »Übelkeit« aus. Nachdem die Beschwerden auch nach einem Glas Wasser und frischer Luft nicht besser werden, entschuldigt sich Herr P. und geht mittags heim. Auf dem Nachhauseweg fährt er bei seiner Hausärztin vorbei. Diese ist jedoch im Urlaub. Herr P. fährt nach Hause und legt sich hin. Seine Ehefrau ist beunruhigt und telefoniert mit der Praxisvertretung der Hausärztin. Die vertretende Kollegin verständigt sofort den Notarzt des örtlichen Krankenhauses. Der Notarzt trifft in kurzer Zeit ein und macht eine erste EKG-Ableitung, die bereits den Herzinfarktverdacht bestätigt. Um 13.30 Uhr ist Herr P. auf der Intensivstation und kann nach entsprechenden Laboruntersuchungen einer Lysetherapie (siehe S. 19) zugeführt werden.

Fazit: Frau P. hat schnell und vernünftig reagiert. Herr P. hat seine Beschwerden »zu leicht« genommen. Er hätte bereits am Arbeitsplatz einen Arzt bzw. Notarzt telefonisch um Rat fragen sollen.

Diagnose des Herzinfarktes

Die Diagnose »Herzinfarkt« kann nur vom Arzt mittels EKG (Elektrokardiogramm) und Blutuntersuchung gestellt werden. Bei allen oben beschriebenen charakteristischen und auch uncharakteristischen Beschwerden, die an einen Herzinfarkt denken lassen sollten, muss unbedingt sofort eine entsprechende Diagnostik eingeleitet werden. Die diagnostische Entwicklung ist heute so weit, dass ein hochempfindlicher Schnelltest (sog. Troponin-Test), ähnlich dem Schwangerschaftstest, vorliegt, bei dem ein Blutstropfen genügt und das Ergebnis gleich ablesbar ist. Voraussetzung ist jedoch eine Blutabnahme aus der Vene, so dass dieser Test bisher nur in Ausnahmefällen vom Patienten selbst durchgeführt werden kann.

Schnell und zuverlässig: Bluttest und EKG.

Die Diagnose »Herzinfarkt« ist mittels EKG und insbesondere einer Blutuntersuchung heute sicher und zuverlässig. Um möglichst wenig Zeit bis zur Einleitung der Akuttherapie zu verlieren, sollte die Diagnostik entweder vom herbeigerufenen Haus- oder Notarzt zu Hause mit der entsprechenden apparativen Ausrüstung durchgeführt werden oder direkt im Krankenhaus erfolgen.

Ein Infarkt ist bei den meisten Patienten oft noch Jahre danach im EKG erkennbar. So kommt es immer wieder vor, dass Personen, die nie wegen eines Herzinfarktes im Krankenhaus waren und auch nie Beschwerden gehabt haben, vom Arzt erfahren, dass sich in ihrem EKG Zeichen eines alten Infarktes zeigen. Dabei ist kritisch anzumerken, dass die späten EKG-Zeichen nicht immer eindeutig sind und gelegentlich auch überbewertet werden.

Auch »alte« Infarkte lassen sich im EKG erkennen.

Wie wird ein Herzinfarkt behandelt? Die modernen Möglichkeiten

Die Behandlung des Herzinfarktes hat in den achtziger und neunziger Jahren sehr große Fortschritte gemacht. Dabei steht die sofortige Wiedereröffnung der verschlossenen Herzkranzarterie im Vordergrund, sei es durch Einleitung einer gerinnselauflösenden Therapie (die so genannte Lyse), oder durch die Ballondilatation mittels Katheter. Durch diese Maßnahmen gelingt es heute, die Gerinnsel aufzulösen und ein verstopftes Gefäß wieder durchgängig zu machen. Diese Behandlungsform hat die Todesrate beim akuten Infarkt deutlich vermindert.

Ganz entscheidend ist jedoch die möglichst frühzeitige Einleitung dieser Maßnahmen: Jede Minute zählt! Am erfolgreichsten ist die Behandlung, wenn sie innerhalb der ersten drei bis vier Stunden nach dem akuten Infarkt eingeleitet wird.

Mit der Lysetherapie werden die Blutgerinnsel aufgelöst.

Diese Zeit ist natürlich leicht verstrichen, wenn man am Abend oder in der Nacht Brustschmerzen oder Atemnot bemerkt, sie aber nicht ernst nimmt und erst am Morgen den Hausarzt aufsucht. Dazu kommt, dass die Lysetherapie nach sechs Stunden nur noch wenig erfolgreich und nach zwölf Stunden das Nutzen/Risiko-Verhältnis sehr ungünstig ist. Durch eine frühzeitige Lysetherapie können 60 bis 80% der Gefäßverschlüsse wieder eröffnet werden!

Die Hauptnebenwirkungen der Lysetherapie sind Blutungen (z.B. Magenblutungen, Harnwegsblutung). Patienten mit bekanntem Magengeschwür, kurz nach einer Operation bzw. nach einem Schlaganfall dürfen daher nicht »lysiert« werden. Das Risiko für eine Hirnblutung durch die Lysetherapie ist sonst sehr gering, steigt aber bei älteren Patienten (über 75 Jahre) deutlich an.

Heute wird wenn immer möglich zunächst versucht den Gefäßverschluss mit dem Ballonkatheter wieder zu eröffnen. Anschließend wird eine Gefäßstütze (Stent) im Bereich der

Engstelle eingesetzt, um das Gefäß dauerhaft offen zu halten. Diese Verfahren sind jedoch nur in spezialisierten kardiologischen Zentren durchführbar.

Frauen mit Herzinfarkt kommen im Durchschnitt ca. eine Stunde später in die Klinik als Männer. Die genauen Gründe hierfür sind nicht bekannt. Möglich ist, dass aufgrund des höheren Durchschnittsalters der Frauen die Situation nicht so »ernst« genommen wird wie bei den jüngeren Männern und die Beschwerden bei Frauen häufiger untypisch sind. Das hat leider ganz erhebliche therapeutische Konsequenzen, denn dadurch wird die Therapie unnötig verzögert!

Mit dem Ballonkatheter werden verengte Blutgefäße aufgedehnt.

Die mechanische Aufdehnung des Herzkranzgefäßes mittels Ballonkatheter wird als Angioplastie bezeichnet (siehe S. 154).

Auch der Einsatz weiterer Medikamente, wie Aspirin, Betablocker, Nitrate usw., ist um so erfolgreicher, je früher sie eingesetzt werden und je eher ihre Wirkung unter stationären Bedingungen überwacht wird. Auch bei diesen Medikamenten gibt es keinen Unterschied hinsichtlich der Wirkung zwischen Männern und Frauen.

Die Behandlungsmöglichkeiten des akuten Herzinfarktes haben deutliche Fortschritte gemacht, und die Entwicklung ist längst noch nicht abgeschlossen. Für alle Therapiemaßnahmen gilt jedoch, je früher sie eingeleitet werden, um so besser.

Der Herzinfarktpatient kommt in der Regel zunächst auf eine Intensivstation, um ihn optimal behandeln und überwachen zu können. Neben den spezifischen Medikamenten zur Blockade der Blutgerinnung und Gerinnselauflösung (Aspirin und Streptokinase), zur Erweiterung der Herzkranzgefäße (Nitrate) und zum Schutz des Herzens vor Stressreizen und übermäßiger Adrenalinwirkung (Betablocker) werden Beruhigungs- und Schmerzmittel eingesetzt und Sauerstoff über eine Nasensonde verabreicht.

Die Bettruhe senkt den Sauerstoffverbrauch des Herzens und wird für mindestens ein bis zwei Tage beibehalten. Bei unkomplizierten Herzinfarkten wird heute bereits am zweiten Tag mit der »Frühmobilisation« begonnen (siehe S. 131). Die frühe Mobilisation verhindert Komplikationen wie Lungenentzündung, Thrombose oder Muskelabbau und führt zu einer deutlichen Verkürzung des Krankenhausaufenthaltes. Das hat nicht nur wirtschaftliche Vorteile, sondern wirkt sich auch sehr positiv auf die psychische Stabilisierung des Patienten aus.

Nur bei schweren Herzinfarkten muss man länger auf der Intensivstation bleiben.

Herzinfarkte mit schwer wiegenden Komplikationen wie Schock, lebensbedrohlichen Herzrhythmusstörungen usw. bedürfen natürlich einer längeren intensivmedizinischen Behandlung.

Wie entsteht ein Herzinfarkt?

Ein Herzinfarkt kommt für die meisten Betroffenen »aus heiterem Himmel«, ohne dramatische Vorankündigung und aus »voller Gesundheit«. Tatsächlich bekommt aber niemand mit gesunden Herzkranzgefäßen einen Herzinfarkt. Die Veränderungen in den Herzkranzgefäßen gehen meist langsam und über viele Jahre vor sich, ohne Beschwerden zu bereiten. Diese »schleichenden« Veränderungen schaffen die Vorbedingungen, so dass plötzlich ein »Auslöser« zu einem dramatischen Ereignis führen kann. Die Gefäßveränderungen der Herzkranzgefäße (Koronarsklerose) sind die Folge bekannter Risikofaktoren, die wiederum zum Teil unbemerkt über Jahre bestehen können (wie z.B. hoher Blutdruck, erhöhter Blutzucker oder erhöhte Blutfette).

Jeder Herzinfarkt hat eine längere Vorgeschichte.

Die Herzkranzgefäßerkrankung

Die Herzkranzgefäßerkrankung oder koronare Herzerkrankung entwickelt sich wie die Arteriosklerose in anderen Gefäßbereichen über einen langen Zeitraum. Die Arteriosklerose der Herzkranzgefäße (Koronarien) wird auch als Koronarsklerose bezeichnet. Die Abbildung auf S. 23 stellt den Veränderungsprozess in einem Gefäß über einen Zeitraum von vielen Jahren schematisch dar.

Die Herzkranzgefäße bestehen wie andere Gefäße auch aus mehreren Schichten: Die ringförmig angeordnete Muskulatur kann das Gefäß nach entsprechenden Nervenimpulsen verengen oder weiterstellen. Das Gefäß ist innen mit einer sehr glatten Gefäßinnenhaut, dem so genannten Endothel, ausgekleidet. Die Arteriosklerose beginnt mit Verletzungen und Veränderungen des Endothels. Wir wissen heute, dass bereits bei übergewichtigen Kindern erste Veränderungen im Sinne von Fettablagerungen nachweisbar sind.

Alle bisher bekannten Risikofaktoren (siehe S. 25 und 29) führen zu direkten Schädigungen des Endothels, entweder über eine mechanische Belastung bei zu hohem Blutdruck, über direkte Schadstoffwirkungen wie beim Rauchen oder über Stoffwechselstörungen wie beim Diabetes.

Im frühen Stadium der Schädigung ist das Gefäß noch frei durchgängig, weil die Gefäßlichtung (das Lumen) noch nicht verengt ist; es kommt aber bereits zu funktionellen Störungen: Botenstoffe des Nervensystems, die normalerweise zu einer Erweiterung der Herzkranzgefäße führen, bewirken nun paradoxerweise eine Gefäßverengung (Vasokons-

Die Arteriosklerose beginnt mit Verletzungen und Veränderungen des Endothels.

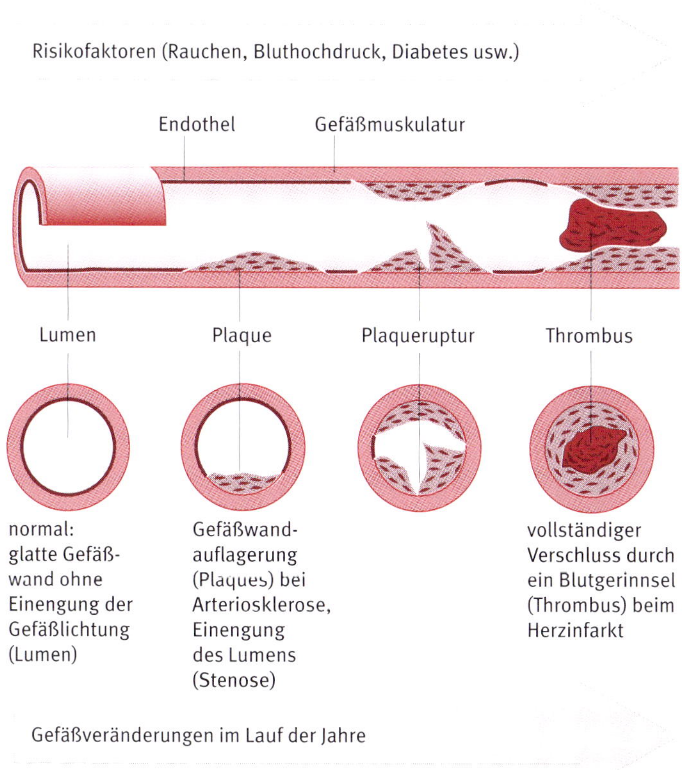

Schematische Darstellung der Entwicklung der Herzkranzgefäßerkrankung (vom normalen Gefäß bis zum kompletten Verschluss und Herzinfarkt).

triktion). Es kann so bereits zu Durchblutungsstörungen des Herzens kommen, insbesondere unter Belastung, wenn eine Erhöhung der Blutzufuhr über eine adäquate Gefäßerweiterung nicht mehr möglich ist.

Ablagerungen auf den Gefäßwänden – die so genannten Plaques – führen zur Verengung der Blutgefäße.

Im weiteren Verlauf der Arterioskleroseentwicklung wandern weiße Blutzellen zur Reparatur in das geschädigte Endothel. Sie heften sich hier an und versuchen unter anderem, die Fettablagerungen zu »fressen«. Dadurch schwellen sie zu großen so genannten »Schaumzellen« an. Andere Zellen wandern durch das Endothel hindurch in tiefere Schichten und führen dort zu strukturellen Veränderungen. Die Schaumzellen bilden zusammen mit anderen Ablagerungen so genannte »Plaques« (französisch für »Flecken«, »Platten«) auf dem Endothel. Diese führen zu Unregelmäßigkeiten und Aufrauhungen der Gefäßinnenhaut.

Im weiteren Verlauf wachsen diese Plaques weiter und führen langsam, aber stetig zur Verengung (Stenose) des Gefäßlumens. In diesem Stadium kommt es auch zur vermehrten Ablagerung von Blutplättchen, die das weitere Wachstum der Gefäßablagerungen beschleunigen. Im fortgeschrittenen Stadium, z.B. bei einer Verengung des Herzkranzgefäßes um 90 %, ist die Blutströmung massiv gestört. Jetzt können selbst kleinste Gerinnselbildungen durch Blutplättchen dramatische Folgen haben: Die körpereigene Gerinnungshemmung kann die Gerinnsel nicht mehr auflösen. Diese wachsen weiter zu einem großen Gerinnsel (Thrombus), der einen kompletten Verschluss des Herzkranzgefäßes und damit in den meisten Fällen einen Herzinfarkt nach sich zieht. Die Plaques können auch aufbrechen (Plaqueruptur) wie ein Geschwür. Dies führt zu einer starken Aktivierung von Blutgerinnungsfaktoren und Blutplättchen (Thrombozyten), die wiederum die Gerinnselbildung fördern und häufig zum Infarkt führen.

Wenn die Gefäße stark verengt sind, genügt bereits ein kleines Gerinnsel, um einen Verschluss herbeizuführen.

Wie die Herzkranzgefäßerkrankung diagnostiziert wird, können Sie auf S. 149–152 nachlesen.

Das Risikofaktoren-Konzept

Eine Reihe ganz unterschiedlicher Faktoren führt zur Erkrankung der Herzkranzgefäße und schließlich zum Herzinfarkt.

Ein Risikofaktor ist Haupt- oder Teilursache von Krankheiten oder Krankheitskomplikationen – wie hier der koronaren Herzkrankheit bzw. dem Herzinfarkt.

Hinsichtlich der Risikofaktoren für den Herzinfarkt kann man zwischen so genannten unbeeinflussbaren Risikofaktoren und beeinflussbaren Risikofaktoren unterscheiden. Als unbeeinflussbare Risikofaktoren gelten Alter, männliches Geschlecht und Vererbung. Zu den beeinflussbaren Risikofaktoren zählen Rauchen, hoher Blutdruck, Diabetes mellitus, Fettstoffwechselstörungen, Stressfaktoren u.a. Es handelt sich also um ganz verschiedene Faktoren, die unserem Herzen Schaden zufügen.

Allen Risikofaktoren gemeinsam ist, dass sie in unterschiedlicher Weise zur Gefäßschädigung (Arteriosklerose) führen. Die meisten der genannten Risikofaktoren gelten nicht nur für den Herzinfarkt, sondern auch für den Schlaganfall und die allgemeine Arteriosklerose, die Durchblutungsstörungen verschiedenster Organe, wie z.B. auch der Beinarterien, der Nieren usw., zur Folge hat.

Nicht beeinflussbare Risikofaktoren: Alter, Geschlecht und Vererbung

Das Lebensalter spielt insofern eine Rolle, als mit zunehmendem Alter das Risiko für einen Herzinfarkt deutlich ansteigt. Dies gilt sowohl für Männer als auch für Frauen, wobei Frauen »ihren« Herzinfarkt im Durchschnitt etwa 10–15 Jahre später bekommen als Männer. Das gilt allerdings nur bis zum 65. Lebensjahr. Frauen unterscheiden sich auch in anderen Merkmalen der koronaren Herzkrankheit deutlich von Männern. Hierzu später mehr (siehe S. 46ff.).

Alter

Wie unser gesamter Organismus mit all seinen Organen einem natürlichen Alterungsprozess unterliegt, so auch unsere Gefäße: Bereits ab dem zweiten, dritten Lebensjahrzehnt beginnt der Prozess der langsamen Gefäßverkalkung – selbst wenn keine Risikofaktoren vorliegen. Im höheren Lebensalter ist die Arteriosklerose bei jedem mehr oder weniger ausgeprägt vorhanden, so dass es auch ohne zusätzliche Risikofaktoren zum Herzinfarkt kommen kann. Der Arterioskleroseprozess wird allerdings durch zusätzliche Risikofaktoren (z.B. Rauchen, hoher Blutdruck oder Diabetes) deutlich beschleunigt.

Zur Arteriosklerose kommt es im Lauf der Jahre auch ohne zusätzliche Risikofaktoren.

Geschlecht

Man kann auch das männliche Geschlecht in gewisser Weise als Risikofaktor für einen Herzinfarkt bezeichnen, da Männer im mittleren Alter ein sehr viel höheres Risiko für einen Herzinfarkt tragen als gleichaltrige Frauen. Der Hauptgrund hierfür liegt in den günstigen Wirkungen der weiblichen Sexualhormone (Östrogene) auf den Fettstoffwechsel, den Blutdruck und andere Faktoren, die für Herz-Kreislauf-Erkrankungen von Bedeutung sind und die dem Mann natürlich abgehen. Ein Herzinfarkt ist daher für Frauen im gebärfähigen Alter, also vor den Wechseljahren, eher eine Ausnahme. Die häufigsten Ursachen für einen Herzinfarkt bei Frauen – auch im gebärfähigen Alter – sind das Rauchen und die »Pille«, insbesondere die Kombination aus beidem.

Mit Beginn der Wechseljahre (Klimakterium) kommt es zu einer drastischen Abnahme der Produktion von Östrogenen. Das hat ungünstige Auswirkungen im Stoffwechselbereich und auf den Blutdruck. Deshalb steigt dann auch bei Frauen das Herzinfarktrisiko deutlich an und entspricht ab dem 65. Lebensjahr dem Risiko der Männer. So finden wir heute im höheren Lebensalter keinen Unterschied mehr in der Herzinfarkthäufigkeit zwischen Männern und Frauen. Besonders infarktgefährdet sind Diabetikerinnen zwischen 60 und 65 Jahren. Ihr Herzinfarktrisiko ist vier- bis fünfmal höher als das von Frauen gleichen Alters ohne Diabetes.

Auf den ersten Blick erscheint es unlogisch, dass die »Pille«, also weibliche Sexualhormone, in jungen Jahren zum Herzinfarkt führen können und andererseits ein Mangel eben dieser Hormone im Klimakterium ein Risiko darstellt.

Die weiblichen Sexualhormone können das Herzinfarktrisiko erniedrigen oder erhöhen.

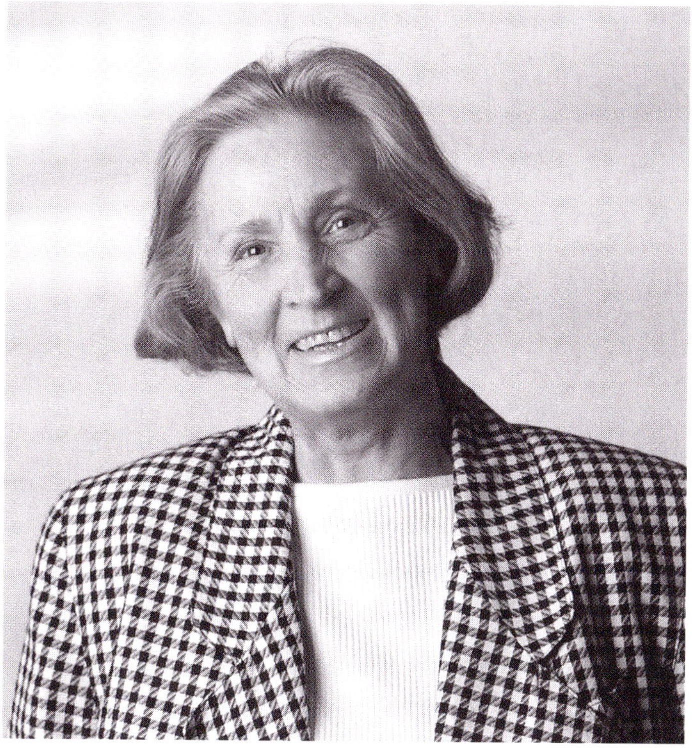

Nach den Wechseljahren nähert sich das Herzinfarktrisiko von Frauen dem der Männer an.

Es ist aber ein großer Unterschied, ob in jüngeren Jahren bei ausreichender eigener Hormonproduktion zusätzlich synthetische Hormone zugeführt werden, oder ob dies später zu einem Zeitpunkt geschieht, wenn tatsächlich ein Mangel an Sexualhormonen besteht. Leider zeigen die bisherigen Studien keine Hinweise dafür, dass eine Zufuhr von Östrogenen nach dem Klimakterium die Herzinfarktrate bei Frauen vermindern kann.

So haben Alter und Geschlecht in unterschiedlicher Weise und zum Teil in ihrer Kombination einen Einfluss auf die Herzinfarkthäufigkeit.

Vererbung

Die Vererbung spielt beim Herzinfarkt insofern eine Rolle, als sich in bestimmten Familien Infarkte häufen, also sehr viel öfter vorkommen als in anderen Familien. Wenn viele nahe Verwandte (Eltern, Großeltern, Geschwister) Infarkte hatten oder auch wenn Infarkte vorzeitig, d.h. vor dem 60. Lebensjahr, in der Familie auftreten, muss man davon ausgehen, dass Erbfaktoren eine bedeutende Rolle spielen. Derzeit wird mit modernsten analytischen Methoden intensiv nach so genannten Herzinfarktgenen gesucht. Es ist allerdings aufgrund des jetzigen Kenntnisstandes sehr unwahrscheinlich, dass es *ein* Herzinfarktgen gibt. Dagegen wissen wir heute bereits, dass die Anlage für verschiedene Herzinfarktrisikofaktoren – hoher Blutdruck (Hypertonie), Diabetes und vor allen Dingen die Fettstoffwechselstörungen – vererbt werden kann. Das bedeutet, dass gerade dann, wenn vermehrt Herzinfarkte in einer Familie auftreten, besonders intensiv nach den klassischen Risikofaktoren gefahndet werden muss. Will man also etwas über sein eigenes Herzinfarktrisiko erfahren, ist es wichtig, Lebensdauer und Erkrankungen bzw. Todesursachen der Vorfahren und Blutsverwandten in Erfahrung zu bringen.

Herzinfarkt kann teilweise »in der Familie« liegen.

Unsere Lebenserwartung wird in erster Linie durch die Lebenserwartung unserer Eltern bestimmt: Eine hohe Lebenserwartung der Eltern verheißt eine hohe Lebenserwartung für die Kinder; vorzeitiger Herztod bei den Eltern bedeutet ein erhöhtes Risiko für die Nachkommen.

Wir sind unseren »schlechten« Erbanlagen aber nicht schutzlos ausgeliefert, denn neben der familiären Anlage sind die beeinflussbaren Risikofaktoren für die Entstehung und Manifestation der Arteriosklerose von großer Bedeutung. Andererseits ist ein langes Leben der Eltern keine absolute Garantie für die Nachkommen und kein Freibrief, die beeinflussbaren Risikofaktoren, wie Rauchen, hoher Blutdruck, Diabetes usw., außer acht zu lassen. Wenn vorzeitige Herzinfarkte in der Familie bekannt sind, ist es um so wichtiger, die beeinflussbaren Risikofaktoren zu erkennen und konsequent zu behandeln.

Wer um seine Veranlagung weiß, sollte um so mehr auf Vorbeugung achten.

Beeinflussbare Risikofaktoren: die »klassischen«, vom Rauchen bis zum Stress

Alle bekannten Risikofaktoren können für sich allein, aber erst recht gemeinsam, zum Herzinfarkt führen: Kommt z.B. zum Rauchen ein erhöhter Blutdruck hinzu, so summiert sich nicht nur das Risiko, sondern es vervielfacht sich (siehe Tab. 1, S. 32 f.). Das besondere Merkmal der meisten Herzinfarkt-Risikofaktoren ist, dass man sie nicht spürt: hoher Blutdruck, erhöhter Blutzucker, erhöhtes Cholesterin usw. machen ja keinerlei Beschwerden. Das ist der Grund dafür, dass die Risikofaktoren häufig erst dann erkannt werden, wenn sie bereits über Jahre und Monate ohne subjektive Beeinträchtigung, d.h. ohne Beschwerden (Symptome), bestanden haben und bereits zu Gefäßschäden geführt haben (siehe Abbildung, S. 23).

In der Regel manifestieren sich diese Risikofaktoren im frühen bis mittleren Erwachsenenalter, zu einem Zeitpunkt, wo man sich körperlich und gesundheitlich vollkommen wohl fühlt, und daher auch keine Veranlassung sieht, einen Arzt aufzusuchen oder sich untersuchen zu lassen. Das ist wahrscheinlich auch die Erklärung dafür, dass in Deutschland der »Check up 35«, die kostenlose zweijährliche Vorsorgeuntersuchung (insbesondere auch hinsichtlich Herz-Kreislauf-Risikofaktoren), ab dem 35. Lebensjahr so selten wahrgenommen wird.

Nur wenn die Herzinfarkt-Risikofaktoren rechtzeitig erkannt werden, kann man schon sehr früh und damit vorbeugend (präventiv) damit beginnen, mit weniger einschneidenden Maßnahmen und Therapien den Arterioskleroseprozess in den Herzkranzgefäßen zu verlangsamen oder sogar zu stoppen, um so den Herzinfarkt zu verhindern.

Je früher Risikofaktoren erkannt werden, desto besser greifen Gegenmaßnahmen.

Sämtliche Risikofaktoren – Hypertonie, Fett- und Zuckerstoffwechselstörungen, Übergewicht, Bewegungsmangel und Stressfaktoren – setzen in der Regel schleichend zwischen dem 30. und 50. Lebensjahr ein und sind u.a. auf die gravierenden Umstellungen in diesem Lebensabschnitt zurückzuführen: Die Behauptung im Beruf und die Gründung einer Familie, existenzielle und finanzielle Probleme bei gleichzeitig weniger Bewegung und ungesunder Ernährung führen langsam zum Blutdruckanstieg und zur Gewichtszunahme mit allen negativen Folgen im Stoffwechselbereich. Gleichzeitig wird geraucht: nicht nur aus Genuss, sondern vermeintlich zum Stressabbau und zur Entspannung. Die Kombination dieser Faktoren kann so relativ rasch auch zu einem Herzinfarkt bei einem 40-Jährigen führen. Der Infarkt kommt dann für den Betroffenen überraschend, wie »aus heiterem Himmel«.

Zwischen 30 und 50 kommt es oft zu einer Häufung von Risikofaktoren.

Allerdings bekommt niemand einen Herzinfarkt mit gesunden Herzkranzgefäßen und ohne entsprechende Risikofaktoren. Es ist also zunächst einmal wichtig, das eigene Risikoprofil zu bestimmen und die persönliche Gefährdung zu erkennen.

Berechnen Sie Ihr persönliches Herzinfarktrisiko

Gerade weil die Risikofaktoren keine Beschwerden machen, ist es wichtig, schon in jungen Jahren seine eigenen »Werte« zu kennen und damit sein Risiko abzuschätzen. Voraussetzung ist, dass man die Möglichkeiten der Vorsorgeuntersuchung nutzt, auch dann, wenn noch keine Beschwerden bestehen, und die Risikofaktoren »messen« lässt. Wenn Sie Ihre Cholesterin-, Ihre Blutzucker-, Ihre Blutdruckwerte usw. kennen, können Sie anhand der Tabelle 1 (S. 32 f.) Ihr persönliches Risikoprofil berechnen. Bis auf Cholesterin und Zucker können Sie alle anderen Faktoren selbst messen bzw. bestimmen. Diese Berechnungen basieren auf großen Untersuchungen, die weltweit in den letzten 30 Jahren durchgeführt wurden, und beinhalten die Hauptrisikofaktoren für den Herzinfarkt. Die Bedeutung der anderen Faktoren, die in der Tabelle nicht aufgeführt sind, werden im weiteren Text besprochen.

Der Kenntnisstand über die persönlichen Risikofaktoren ist selbst bei Herzinfarktpatienten sehr gering: Über die Hälfte der Patienten mit frischem Herzinfarkt kennen ihre Risikofaktoren nicht.

Weder die Mehrzahl der Diabetiker noch die Mehrzahl der Hypertoniker ist über die Zusammenhänge zwischen diesen Risikofaktoren und ihrem Herzinfarkt informiert.

Mithilfe von Tabelle 1 (siehe S. 32 f.) kann jeder seine individuelle Gefährdung anhand der wichtigsten Risikofaktoren abschätzen.

Rechenbeispiel für Tabelle 1

Welche Risikofaktoren haben Sie?

Ein 55jähriger Mann (Punktzahl 4), dessen Vater bereits vor dem 60. Lebensjahr einen Herzinfarkt erlitten hat (Punktzahl 3), mit einem Nikotinkonsum von mehr als 10 Zigaretten (Punktzahl 2), der mäßig Sport betreibt und auch im Beruf mäßig körperlich aktiv ist (Punktzahl 1), normalgewichtig ist (Punktzahl 1), einen Blutdruck von 135/94 mmHg hat (Punktzahl 2) und Nüchternblutzuckerwerte unter 80 mg/dl, d.h. nicht Diabetiker ist (Punktzahl 0), und ein LDL-Cholesterin von 155 mg/dl hat (Punktzahl 7), kommt auf eine Gesamtpunktzahl von 20 und hat damit ein mäßig erhöhtes Herzinfarktrisiko.

Eine 48jährige Frau, die seit einem Jahr im Klimakterium (Wechseljahre) ist (2), die keine erbliche Herzinfarktbelastung hat (0), aber stark raucht (10), sich weder in der Arbeit noch in der Freizeit bewegt (6) und 12 Kilogramm Übergewicht (3), einen erhöhten Blutdruck von durchschnittlich 140-150/95-100 mmHg (6), normalen Blutzucker (0), aber erhöhtes LDL-Cholesterin (7) hat, hat mit 34 Punkten ebenfalls ein erhöhtes Herzinfarktrisiko.

Diese Frau könnte ihr Herzinfarktrisiko minimieren, wenn sie aufhörte zu rauchen und fünf Kilogramm Gewicht abnähme; denn dadurch würden sich auch ihre Cholesterinwerte normalisieren und der Blutdruck würde sinken.

Tab. 1: Beeinflussbare und unbeeinflussbare Risikofaktoren

unbeeinflussbare Risikofaktoren	**Alter und Geschlecht**	Frau 30 Jahre oder jünger **0**	Frau über 30 bis zu den Wechseljahren **0**	Frau nach den Wechseljahren **2**
		Mann 30 Jahre oder jünger **0**	Mann 31–40 Jahre **1**	Mann 41–45 Jahre **2**
	Vererbung	kein Herzinfarkt in der Familie **0**	1 Elternteil mit Herzinfarkt über 60 Jahre **1**	beide Eltern mit Herzinfarkt über 60 Jahre **2**
beeinflussbare Risikofaktoren	**Rauchen**	nie **0**	Ex-Raucher oder Zigarren- bzw. Pfeifenraucher (nicht inhalierend) **1**	weniger als 10 Zigaretten **2**
	Körperliches Training	**Sport** intensiv **Beruf** intensiv **0**	mäßig mäßig **1**	intensiv sitzend **2**
	Gewicht	5 kg unter Normalgewicht* **0**	Normalgewicht* ± 5 kg **1**	6–10 kg Übergewicht **2**
	Blutdruck (mmHg) systolisch diastolisch	unter 120 oder unter 80 **0**	120–130 80–90 **1**	131–140 91–95 **2**
	Blutzucker (mg/dl)	nüchtern unter 80 **0**	Diabetiker in der Familie **1**	nüchtern über 110, 1 Std. nach Mahlzeit über 130 **2**
	Blutfette LDL-Cholesterin (mg/dl)	unter 130 **0**	130–139 **1**	140–149 **2**

* Normalgewicht Männer = Körpergröße in Zentimetern minus 100
Normalgewicht Frauen = (Körpergröße in Zentimetern minus 100) minus 10 %

(nach Michigan Heart Association)

				Meine Punktezahl
unbeeinflussbare Risikofaktoren	jüngere Frau ohne Eierstöcke **3**		Frau über 65 Jahre **6**	....
	Mann 46–50 Jahre **3**	Mann 51–60 Jahre **4**	Mann über 60 Jahre **6**	....
	1 Elternteil mit Herzinfarkt unter 60 Jahre **3**	beide Eltern mit Herzinfarkt unter 60 Jahre **7**	Eltern/Tanten und Onkel mit Herzinfarkt unter 60 Jahre **8**	....
beeinflussbare Risikofaktoren	10–20 Zigaretten **8**	21–30 Zigaretten **9**	mehr als 30 Zigaretten **10**	....
	mäßig sitzend **3**	wenig sitzend **4**	inaktiv **6**	....
	11–19 kg Übergewicht **3**	20–25 kg Übergewicht **7**	über 25 kg Übergewicht **8**	....
	141–160 96–100 **6**	161–180 101–105 **9**	über 180 über 106 **10**	....
	über 130 über 160 **5**	Diabetes **6**	schlecht eingestellter Diabetes **10**	....
	150–174 **7**	175–190 **9**	über 190 **10**	....
				.... Summe

Auswertung:

1–8	Punkte:	kein Risiko für einen Herzinfarkt (wenn sich die Punktzahl auf Rauchen, Cholesterin und Blutdruck bezieht)
9–17	Punkte:	kein erhöhtes Risiko (wenn sich die Punktzahl auf Rauchen, Cholesterin und Blutdruck bezieht)
18–40	Punkte:	mäßig erhöhtes Risiko
41–59	Punkte:	deutlich erhöhtes Risiko
60–73	Punkte:	stark erhöhtes Risiko
74	Punkte:	höchste Gefährdung für einen Herzinfarkt

Die in Tabelle 1 aufgeführten Risikofaktoren sind leicht zu errechnen und zu bestimmen. Das ist der wichtigste Grund dafür, dass ein ganz bedeutender Risikofaktor, nämlich Stress, in dieser Tabelle nicht auftaucht, denn er ist normalerweise nicht einfach zu messen, und konnte daher in den großen epidemiologischen Untersuchungen der letzten 30 Jahre nicht systematisch erfasst werden. Ungeachtet dessen spielen Stressfaktoren eine wichtige Rolle bei der Entstehung des Herzinfarktes und werden in diesem Buch auch noch ausführlich besprochen.

Ist Herzinfarkt erblich oder erworben? Zusammenhänge zwischen Genetik und Umwelt

Die korrekte Antwort lautet »sowohl als auch«. Die Anlage zum Herzinfarkt wird zum Teil vererbt. So kommt es, dass in bestimmten Familien Herzinfarkte relativ häufig sind, dagegen in anderen Familien sehr selten. Bis heute ist nicht im einzelnen geklärt, welche Erbfaktoren einen Herzinfarkt begünstigen. Wahrscheinlich handelt es sich jedoch nicht um eine einzige Störung bzw. ein einziges Gen, welches eventuell irgendwann einmal einfach mittels einer Blutuntersuchung zu bestimmen wäre.

Schon heute wissen wir aber, dass einzelne Risikofaktoren für den Herzinfarkt, wie hoher Blutdruck, Diabetes und Fettstoffwechselstörungen, vererbt werden können. Genauer gesagt, wird nicht der Risikofaktor an sich vererbt, sondern die Anlage, die dazu führt, dass es im Erwachsenenalter schneller und leichter zur Blutdruck-, Zucker- und Cholesterinerhöhung kommt als bei vergleichbaren Personen aus nicht betroffenen Familien. So beobachtet man in der Regel bei Kindern aus Herzinfarktfamilien noch keine Ausprägung der Risikofaktoren, d.h. sie haben noch normale Werte. Offensichtlich müssen genetische *und* andere Faktoren, wie Umwelteinflüsse und eigenes ungesundes Verhalten, hinzukommen, damit es zur Ausprägung der Risikofaktoren und zur Risikosteigerung kommt.

Veranlagung und eigenes Verhalten spielen beide eine Rolle bei der Ausprägung der Risikofaktoren.

Alter und Veranlagung

Allerdings kann man grob vereinfachend sagen, dass genetische Einflüsse eher bei jüngeren Herzinfarktpatienten eine Rolle spielen und dagegen bei älteren Patienten die »Umwelteinflüsse« überwiegen. Es ist daher ganz besonders wichtig, beispielsweise bei einem 45-jährigen Patienten mit Herzinfarkt, der nie geraucht hat, sehr genau nach Zucker- und Fettstoffwechselstörungen, hohem Blutdruck und anderen erblichen Faktoren zu fahnden. Die Ursachenforschung hat nicht nur große Konsequenzen für die Behandlung des Herzinfarktpatienten, sondern auch für die Ermittlung des Risikos seiner Nachkommen: Bei Kindern oder Kindeskindern von Eltern bzw. Großeltern mit vorzeitigem Herzinfarkt, Schlaganfall und anderen schwer wiegenden Herz-Kreislauf-Erkrankungen liegt immer der Verdacht nahe, dass eine genetische Störung vorliegen könnte. Im Sinne der Prävention (Vorbeugung) ist es daher sehr wichtig, dass auch bereits die »gesunden« Nachkommen auf mögliche Risikofaktoren hin untersucht werden.

Je nach Alter überwiegen genetische oder Umwelteinflüsse.

Als vorzeitigen Herzinfarkt bezeichnen wir einen Infarkt, der vor dem 60. Lebensjahr auftritt. Mit zunehmendem Alter steigt die Wahrscheinlichkeit, einen Herzinfarkt auch ohne genetische Anlage zu erleiden, deutlich an. Wie oben bereits ausgeführt, entwickelt sich mehr oder weniger bei jedem Menschen mit zunehmendem Alter eine Arteriosklerose, die auch die Herzkranzgefäße betrifft. Allerdings wird diese Entwicklung durch die beschriebenen Risikofaktoren deutlich beschleunigt.

Aus der Tatsache, dass die Anlage für einen Herzinfarkt zum Teil erblich ist, sollte auf keinen Fall der falsche Schluss gezogen werden, dass man bei einer familiären Veranlagung nichts gegen den Herzinfarkt unternehmen kann und es sich daher vielleicht gar nicht lohnt, »gesund« zu leben. Genau das Gegenteil ist richtig: Gerade weil wir unsere Gene, d.h. unsere Veranlagung, nicht beeinflussen können, müssen wir die beeinflussbaren Risikofaktoren erkennen und konsequent vermeiden bzw. behandeln.

Es lohnt sich immer, etwas gegen die beeinflussbaren Risikofaktoren zu tun.

Es gibt allerdings auch komplexe Zusammenhänge zwischen ererbten und erworbenen Faktoren: Beispielsweise hat eine Person aus einer Familie, in der gehäuft Diabetes (Zuckerkrankheit) vorkommt, eine höhere Wahrscheinlichkeit, mit zunehmendem Übergewicht im Erwachsenenalter einen Diabetes zu entwickeln und damit das Herzinfarktrisiko zu erhöhen, als etwa eine Vergleichsperson mit genau dem gleichen Übergewicht, aber ohne Abstammung aus einer Diabetiker- oder Herzinfarktfamilie. Ähnliches gilt für die Entwicklung eines hohen Blutdruckes (Hypertonie) und für die Fettstoffwechselstörungen.

Könnte Gentherapie helfen?

Trotz Gentherapie – die Vorbeugung wird ihre Bedeutung behalten.

Eine Gentherapie des Herzinfarktes, wie sie von einigen Forschern schon euphorisch herbeigesehnt wird, ist in absehbarer Zeit noch nicht realisierbar. Um so wichtiger ist es, die beeinflussbaren Risikofaktoren zu erkennen und konsequent zu behandeln. Im Zeitalter der Genetik wird auch die genetische Ursache des Herzinfarktes stark propagiert. Dabei wird die Bedeutung der Entwicklung und Erziehung, des Lebensstils und der Umwelteinflüsse häufig vernachlässigt. Es ist daher nicht verwunderlich, dass die Prävention heute im Gesundheitswesen einen so niedrigen Stellenwert hat.

Noch sind viele Fragen offen.

Andererseits ist schon bemerkenswert, dass trotz intensiver und natürlich ausgesprochen teurer genetischer Forschung bis heute für den Herzinfarkt wenig herausgekommen ist. Neueste Untersuchungen haben zwar bei einigen Herzinfarktpatienten ein verändertes (mutiertes) Gen festgestellt, das die Blutgerinnung im Herzkranzgefäß beeinflusst. Trotzdem kann man auch hier noch nicht von einem »Herzinfarktgen« sprechen. Die Träger dieses mutierten Gens haben vermutlich ein erhöhtes Herzinfarktrisiko, welches ungefähr dem des Rauchers entspricht. Diese Untersuchungen belegen erneut die große Bedeutung des Blutgerinnungssystems bei der Herzinfarktentstehung (siehe S. 12 f.).

Völlig unklar ist bis heute, ob solche »genetischen« Veränderungen nicht auch erst nachträglich durch andere Risikofaktoren, z.B. durch das Rauchen, entstehen können. Wir wissen heute, dass Umwelteinflüsse sehr wohl auch zu genetischen Veränderungen führen können. Die Zusammenhänge sind wohl komplexer als es »Genetiker« einerseits und »Umweltmediziner« andererseits propagieren.

Gibt es einen Herzinfarkttyp?

Es ist nicht unproblematisch, die gesamte Menschheit in wenige Verhaltensmuster einordnen zu wollen. Das so genannte Typ-A-Verhalten ist als Herzrisikofaktor früher überbewertet worden und trifft mit Sicherheit nicht auf alle Herzinfarktkandidaten zu. Das Typ-A-/Typ-B-Muster-Denken spielt in den USA allerdings nach wie vor eine sehr große Rolle.

Nicht ganz unproblematisch: wenige »Schubladen« für viele Menschen.

- Menschen mit **Typ-A-Verhaltensmuster** sind gekennzeichnet durch übertriebenen Ordnungssinn, Leistungsorientiertheit, Abneigung gegen Ineffektivität und Muße, durch Hektik, Zeitdruck, Konkurrenzdenken, Feindseligkeit, Reizbarkeit und Aggressivität und durch einen harten, abgehackten Sprachstil. Der Typ-A-Stresstyp ist besonders herzinfarktgefährdet. Er treibt jahrelang Raubbau mit seinen Kräften ohne emotionalen Ausgleich und hat meistens keinerlei Leidensdruck. Der Herzinfarkt stoppt ihn abrupt und zwingt ihn zum ersten Mal, nachzudenken, innezuhalten und seinen Körper wahrzunehmen.

- Der **Typ B** ist ebenfalls erfolgsorientiert, allerdings ist er mit einem gesunden Stressverhaltensmuster ausgestattet. Er hört auf seinen Körper und nimmt Rücksicht auf ihn. Deswegen ist er gesund und erfolgreich.

- Der **Typ C** ist weniger erfolgsorientiert, hat ein relativ hohes Stressniveau und hohe soziale Unsicherheit. Man findet bei ihm häufig funktionelle (so genannte »vegetative«) Herz-Kreislauf-Beschwerden.

- Der **Typ D** tendiert dazu, Gefühle und Emotionen zu unterdrücken. Diese Menschen sind häufig unglücklich und zeichnen sich durch übermäßige Besorgtheit aus. Es hat sich gezeigt, dass dieser Typ ebenfalls besonders herzinfarktgefährdet ist.

Angst um die Karriere und den sozialen Status verdoppelt das Risiko für einen Herzinfarkt. Nach neueren Untersuchungen kommt die koronare Herzerkrankung bei Personen, die ängstlich-pessimistisch um ihre Karriere besorgt sind, doppelt so häufig vor wie bei den »Optimisten«.

Der Einfluss des Sozialstatus

Der »sozio-ökonomische Status« spielt eine wichtige Rolle für die Gesundheit insgesamt und insbesondere auch für den Herzinfarkt: Ausbildung, Beruf, Einkommen, gesellschaftliche Stellung und Ansehen haben Auswirkungen auf die Gesundheit des Einzelnen, einer ganzen Familie oder gesellschaftlichen Gruppe: niedriger Sozialstatus und niedriger Ausbildungsgrad gehen mit häufigem Auftreten von Herz-Kreislauf-Erkrankungen einher. Je länger die Ausbildung und je »besser« der Beruf, um so geringer ist das Risiko, an einem Herzinfarkt zu sterben. Arbeiter mit einer Ausbildungsdauer unter zehn Jahren erleiden fast doppelt so häufig einen tödlichen Infarkt wie Personen mit mehr als zehn Jahren Ausbildung. Fließbandarbeiter sind fast doppelt so stark gefährdet wie Beamte oder höhere Angestellte. Die Gründe hierfür sind vielschichtig.

Gesundheitsbewusstsein und dementsprechendes Gesundheitsverhalten spielen wahrscheinlich eine wichtige Rolle. Dabei scheint das Rauchverhalten ein ausschlaggebender Faktor zu sein: Personen mit niedrigem Ausbildungsstatus rauchen häufiger und mehr und sind häufiger übergewichtig. Berufstätige Frauen haben ein deutlich niedrigeres Herzinfarktrisiko als Hausfrauen, und verwitwete Frauen haben im Vergleich zu altersgleichen verheirateten Frauen ein erhöhtes Risiko. Der Herzinfarkt ist heute keine typische »Managerkrankheit« mehr, wie etwa in den fünfziger und sechziger Jahren. Damals wurde in »Managerkreisen« noch viel geraucht, ungesund und üppig gegessen. Heute ist der Lebensstil gerade in den höheren sozialen Schichten deutlich gesünder geworden.

Die Typenbeschreibung verdeutlich bereits, dass der Umgang mit Stressfaktoren bei allen Typen jeweils eine Schlüsselrolle einnimmt. Daher werden die Beziehungen zwischen Stressfaktoren und Stressreaktion und die Möglichkeiten einer gesunden Stressverarbeitung später ausführlich erläutert (siehe S. 112).

Ist der Herzinfarkt eine Infektionskrankheit? – Eine neue Hypothese

In letzter Zeit mehren sich die Hinweise dafür, dass bei der Herzinfarktentstehung Infektionen, z.B. der Herzkranzgefäße, eine Rolle spielen könnten. Damit wird das bisher gültige Konzept der Risikofaktoren aber nicht über Bord geworfen: Hinweise für entzündliche Veränderungen der Herzkranzgefäße ergaben sich bisher insbesondere bei Patienten, die *keine* klassischen Risikofaktoren für ihren Herzinfarkt aufwiesen. Man geht heute davon aus, dass dies auf etwa fünf bis zehn Prozent der Fälle zutrifft.

Möglicherweise rufen Bakterien Entzündungen der Herzkranzgefäße hervor.

Als Ursachen für die entzündlichen Veränderungen der Herzkranzgefäße, die zum Infarkt führen können, werden insbesondere Bakterien als Erreger diskutiert: Zum einen konnten Keime direkt nachgewiesen werden, z.B. das Bakterium *Chlamydia pneumoniae* in Herzkranzgefäßen von verstorbenen Herzinfarktpatienten, und zum anderen sprechen indirekte Hinweise dafür, wie etwa Antikörper gegen diese Bakterien im Blut und allgemeine entzündliche Blutparameter. In absehbarer Zeit wird wohl ein Antikörpertest vorliegen, der anzeigt, ob und in welchem Ausmaß eine »Chlamydieninfektion« vorliegt. Damit könnte dann das individuelle Risiko besser beurteilt und eventuell auch therapiert werden.

Übrigens hat das so erfolgreiche Aspirin nicht nur eine blutgerinnungshemmende, sondern zudem eine antientzündliche Wirkung; diese könnte sich auch im entzündeten Herzkranzgefäß positiv auswirken.

Es ist bis heute aber in keiner Weise geklärt, ob tatsächlich Krankheitserreger die Herzkranzgefäße schädigen oder den Krankheitsverlauf, der durch die Risikofaktoren initiiert

Viele Herzinfarktpatienten hatten kurz zuvor eine Infektion der Atemwege.

wurde, nur beschleunigen. Tatsächlich geht bei einem beträchtlichen Prozentsatz von Herzinfarktpatienten eine Infektion der Bronchien bzw. ein »grippaler« Infekt dem Herzinfarkt voraus. Die Chlamydien kommen offensichtlich aus den oberen Atemwegen, wo sie über lange Jahre ohne Krankheitssymptome »ruhen« können.

Es muss betont werden, dass die klassischen Risikofaktoren durch diese neue Hypothese auf keinen Fall ihre Bedeutung verloren haben und dass die Errechnung des persönlichen Risikoprofils nach wie vor anhand der klassischen Risikofaktoren vorgenommen werden kann und für die Patienten mit Risikofaktoren seine Gültigkeit behält.

Die Plaquebildung, d.h. die fortschreitende Schädigung der Herzkranzgefäße ist die Folge von Rauchen, hohem Blutdruck, Diabetes usw. Wahrscheinlich siedeln sich die Chlamydien in diesen Plaques an und führen zu folgenschweren Veränderungen: Sie könnten sie zum Beispiel »destabilisieren«, d.h. sie aufbrechen lassen und damit die Blutgerinnung aktivieren. Dadurch kann es bereits bei kleinen Plaques ohne hochgradige Einengung des Gefäßes zur Gerinnselbildung und zum Herzinfarkt kommen. Die Chlamydieninfektion wäre somit vielleicht eher als Auslöser und nicht als Risikofaktor zu betrachten (siehe S. 41 ff.).

Ob eine Antibiotikatherapie demnächst zur Standardtherapie bei bestimmten Herzinfarktpatienten wird, kann derzeit noch nicht sicher beurteilt werden. Entsprechende Studien sind bisher nicht überzeugend oder eindeutig.

Im Übrigen wurde die Infektionshypothese der Arteriosklerose bereits vor über 100 Jahren von dem großen deutschen Arzt und Forscher Rudolf Virchow aufgestellt.

Der Unterschied zwischen Ursachen und Auslösern

Bei der Herzinfarktentstehung kann man zwischen den Risikofaktoren, die langfristig als Ursache der Herzkranzgefäßerkrankung von Bedeutung sind, und den Auslösern für den akuten Infarkt unterscheiden. Die klassischen Risikofaktoren führen meist unbemerkt über viele Jahre – sozusagen schleichend – zur Gefäßschädigung. Das ist die Voraussetzung dafür dass ein akutes Ereignis als Auslöser überhaupt zu einem Herzinfarkt führen kann. Die Herzkranzgefäße sind wie alle anderen Gefäße in jungen Jahren innen völlig glatt, so dass das Blut ohne Hindernis und Widerstand strömen kann (siehe Abbildung S. 23).

Die Ursachen bereiten der Krankheit den Boden, der Auslöser ist das Einzelereignis, der sie zum Ausbruch bringt.

Gefäßstörungen machen den Anfang

Man geht heute davon aus, dass sich eine Herzkranzgefäßerkrankung zunächst noch gar nicht in einer Schädigung äußert, sondern in einer funktionellen Störung. Normalerweise unterliegt die Regulation der Durchblutung einem fein abgestimmten Regelkreis, wobei insbesondere das vegetative Nervensystem und Hormone eine Weitstellung oder Verengung unserer Gefäße regulieren, je nach Bedarf. Im sehr frühen Stadium der Herzkranzgefäßerkrankung wird diese Regulation gestört, d.h. die Erweiterung der Herzkranzgefäße ist eingeschränkt bzw. nicht mehr möglich, weil die Gefäßinnenhaut auf entsprechende Reize nicht mehr anspricht oder sogar paradox reagiert (siehe S. 24). Das bedeutet für das Herz, dass insbesondere unter vermehrter Belastung, sei es bei körperlicher Anstrengung oder in Stresssituationen, die Durchblutung des Herzmuskels nicht in dem Maß durch eine Erweiterung der Herzkranzgefäße gesteigert werden kann, wie es nötig wäre. Diese Regulationsstörung tritt möglicherweise bei einigen Menschen sogar schon im jugendlichen Alter, wenn nicht sogar in der Kindheit auf, wenn z.B. schon in frühen Jahren geraucht wird und Übergewicht besteht. Erste Gefäßstörungen können bereits bei übergewichtigen Kleinkindern gefunden werden.

Gefäßschäden führen zur Verengung

Plaques engen das Gefäß ein und führen zu einer verminderten Durchblutung des Herzens.

Im weiteren Verlauf der Herzkranzgefäßerkrankung entstehen durch erhöhten Druck im Gefäßsystem (Hypertonie), durch Ablagerung und Einbau von Cholesterin in die Gefäßwand bei Fettstoffwechselstörungen sowie durch direkte Schädigung der Gefäße durch das Rauchen oder beim Diabetes Einrisse, Rauheiten und beetartige Ablagerungen. Diese als »Plaques« bezeichneten Ablagerungen wachsen im weiteren Verlauf der Krankheit und führen langsam zur Verengung der Gefäße. Dadurch wird die Durchblutung des Herzens immer mehr behindert und gleichzeitig der Gefäßwiderstand erhöht, so dass eine bei Bedarf erforderliche Gefäßerweiterung immer schwieriger wird.

An den Plaques kommt es zu weiteren Ablagerungen von Blutplättchen und Entzündungszellen, die die Arterioskleroseentwicklung weiter beschleunigen. Wenn die freie Lichtung des Gefäßes (Lumen) immer enger wird, kann die Durchblutung des Herzmuskels durch die Herzkranzgefäße nicht mehr ausreichend gewährleistet werden (siehe Abbildung S. 23). Ist erst einmal ein fortgeschrittenes Stadium der Herzkranzgefäßerkrankung mit einer Einengung der Gefäße auf über die Hälfte des Lumens erreicht, so nimmt die Gefahr eines kompletten Gefäßverschlusses mit Ausbildung eines Herzinfarktes deutlich zu.

Ist die Durchblutung des Herzens bereits in einem kritischen Bereich, so bedarf es häufig gar nicht mehr sehr spektakulärer Ereignisse oder Auslöser, um die Plaque aufzureißen (Plaqueruptur), das Gefäß vollständig zu verschließen und einen Herzinfarkt auszulösen. Welche Auslöser kommen nun in Betracht?

Infarkt nach der Uhr?

Viele Infarkte ereignen sich am frühen Morgen oder am frühen Abend.

Zur Beantwortung dieser Frage hat sehr viel die Beobachtung beigetragen, dass Herzinfarkte zu bestimmten Tageszeiten gehäuft auftreten: Die meisten Herzinfarkte ereignen sich in den Morgenstunden (35 % fallen in die Zeit zwischen sechs und zwölf Uhr, mit einem Gipfel um ca. neun Uhr; ein weiterer kleinerer Gipfel findet sich abends gegen 19 Uhr). Selbstverständlich kann es auch zu jeder anderen Tages- und Nachtzeit zu einem Herzinfarkt kommen, jedoch ist die Häufung am frühen Morgen und am frühen Abend sehr auffällig.

Interessanterweise zeigen zwei für den Herzinfarkt sehr wichtige Faktoren, nämlich Blutdruck und Blutgerinnung, die gleichen tageszeitlichen Schwankungen, wie sie bei der Herzinfarkthäufigkeit beobachtet werden: Der Blutdruck ist in den Morgenstunden am höchsten, mit einem Gipfel gegen neun Uhr und wiederum einem kleineren Gipfel abends gegen 19 Uhr. Der Blutdruck steigt insbesondere bei Hypertonikern in den Morgenstunden (vom Aufstehen bis in den Vormittag) zum Teil sehr steil an und stellt in diesem Zeitraum eine gesteigerte Belastung für das Herz dar. Die Blutgerinnung folgt ebenfalls tageszeitlichen Schwankungen, mit der größten Wahrscheinlichkeit von Blutgerinnselbildungen am Morgen, wiederum gegen neun Uhr. Die gesteigerte Gerinnungsbereitschaft kann dazu führen, dass ein hochgradig verengtes Herzkranzgefäß schlagartig durch ein Gerinnsel (Thrombus) verstopft werden kann.

Blutdruck und Blutgerinnung unterliegen den gleichen Schwankungen im Tageslauf.

So geht man heute davon aus, dass zumindestens die tageszeitlichen Häufungen des Herzinfarktes mit deutlichen Veränderungen im Blutdruck und der Blutgerinnung erklärt werden können. Dies hat ganz erhebliche therapeutische Konsequenzen hinsichtlich der Medikamenteneinnahme (siehe S. 73 f.).

Stress bringt das Fass zum Überlaufen

Emotionaler und psychischer Stress sowie körperliche Überanstrengung sind weitere anerkannte Auslöser für einen Herzinfarkt. Hinsichtlich der Bedeutung von Stressfaktoren sind die Untersuchungen zur Auswirkung von Erdbeben auf die Herzinfarkthäufigkeit am eindrucksvollsten. Hierzu liegt inzwischen eine Reihe von Studien vor, die zeigen, dass unabhängig von der körperlichen Belastung die Herzinfarktrate im Zusammenhang mit einem Erdbeben deutlich ansteigt, während sie nach dem Erdbeben wieder absinkt.

Negative Gefühle wie Trauer, Angst, Ungewissheit verursachen emotionalen Stress.

Es müssen aber nicht immer so dramatische Ereignisse sein, die eine ganze Region und weite Teile der Bevölkerung betreffen. Sehr viel wichtiger sind für den einzelnen Patienten seine persönlichen, individuellen und »privaten« Stressfaktoren, die als Auslöser in Frage kommen. Außergewöhnlich belastende Lebensereignisse, die mit starkem emotionalen Stress verbunden sein können, sind z.B. der Tod eines Ehepartners oder eines nahen Angehörigen, Entlassung und Arbeitslosigkeit, Scheidung, schwere finanzielle oder existenzielle Probleme, aber auch der Eintritt in den Ruhestand (nicht wenige Herzinfarkte treten im ersten Halbjahr nach der Pensionierung auf). Die Liste ist selbstverständlich nicht vollständig. Tatsächlich findet man bei genauer Erhebung der Krankengeschichte häufig ein emotional belastendes Ereignis im nahen zeitlichen Zusammenhang mit dem Herzinfarkt.

Von Null auf Hundertachtzig kann tödlich sein!

Starke körperliche Überanstrengung ist besonders gefährlich für Personen, die untrainiert und sonst körperlich inaktiv sind. Auch hierzu gibt es gute Untersuchungen, die belegen, dass in ca. zehn Prozent der Fälle dem Herzinfarkt eine außergewöhnliche körperliche Anstrengung vorausgeht. Körperliche Überanstrengung scheint besonders gefährlich, wenn sie zusätzlich noch mit emotionalem Stress verbunden ist: etwa Schneeschaufeln am frühen Morgen unter Zeitdruck, Hausbau usw.

Als Auslöser kommt möglicherweise auch eine Infektion mit Chlamydien in Betracht. Dies dürfte wahrscheinlich für Patienten zutreffen, die keine klassischen Risikofaktoren aufweisen und bei denen ein Infekt (Bronchitis, »Grippe« oder Lungenentzündung) dem Infarkt vorausgeht.

Schutzfaktoren gegen Herzinfarkt

So wie man **Risikofaktoren** für den Herzinfarkt kennt, kann man auch **Schutzfaktoren** benennen, die die Wahrscheinlichkeit eines Herzinfarktes deutlich verringern. Im Prinzip muss man nur die Risikofaktoren »von der anderen Seite« betrachten.

Weibliche Hormone

Östrogene wirken positiv auf verschiedene Stoffwechselfaktoren.

Zunächst kann man sagen, dass das männliche Geschlecht einen gewissen Risikofaktor für den Herzinfarkt darstellt, andererseits Frausein als Schutzfaktor zu betrachten ist. Dies gilt zumindestens für den Zeitraum des gebärfähigen Alters. Die weiblichen Sexualhormone (Östrogene) wirken sich sehr positiv auf verschiedene Faktoren aus, die mit dem Herzinfarkt in Verbindung stehen, insbesondere den Blutdruck, die Blutgerinnung und den Fettstoffwechsel. Junge Frauen haben im Vergleich zu gleichaltrigen Männern sehr selten hohen Blutdruck und einen sehr viel günstigeren Fettstoffwechsel, wobei die günstige Cholesterinfraktion (HDL-Cholesterin, siehe S. 84) einen Blutspiegel aufweist, der 50 bis 100 % über dem von gleichaltrigen Männern liegt. Dies sind wahrscheinlich die Hauptgründe dafür, dass ein Herzinfarkt bei jüngeren Frauen sehr viel seltener auftritt als bei jüngeren Männern. Allerdings kann dieser natürliche Schutz bei jungen Frauen durch Rauchen und die Zufuhr künstlicher Hormone (»Pille«) durchbrochen werden.

Alte Eltern

Langes Leben der Vorfahren, insbesondere der Eltern, ohne Herzinfarkt gilt als weiterer genetisch bedingter Schutzfaktor. Dieser Schutz ist natürlich nur wirksam, wenn die klassischen Risikofaktoren vermieden werden. Wir wissen heute, dass der wichtigste Faktor, der unsere eigene Lebenserwartung bestimmt, die Lebenserwartung der Eltern darstellt.

Gesunder Lebensstil

Natürlich sind normaler Blutdruck, Normalgewicht, normale Blutfette und normaler Zucker ganz wichtige Schutzfaktoren gegen einen Herzinfarkt. Hinsichtlich des Risikoverhaltens sind selbstverständlich Nichtrauchen, körperliche Aktivitäten bzw. Sport, ein gesunder Umgang mit Stress, vernünftige Ernährung, d.h. insgesamt ein gesunder Lebensstil, wichtige Schutzfaktoren gegen einen Herzinfarkt.

Aufgrund zahlreicher Untersuchungen gilt heute, dass geringer bis mäßiger Alkoholkonsum eine gewisse Schutzwirkung darstellt. Auf keinen Fall ist Alkohol strikt verboten. Es sei denn, es gibt medizinische Gründe und Probleme, wie Alkoholabhängigkeit und Erkrankungen bzw. Folgeschäden, die durch Alkoholmissbrauch bedingt sind. Im Vergleich zu Abstinenzlern haben Personen mit einem *geringen* Alkoholkonsum (siehe S. 53 ff.) um ca. 30 % weniger Herzkranzgefäßerkrankungen.

Der kleine Unterschied beim Herz – geschlechtsspezifische Besonderheiten

In Deutschland sterben – wie in Österreich, der Schweiz und u.a. den USA – weit mehr Frauen an Herz-Kreislauf-Erkrankungen als Männer (siehe Abbildung S. 11). Der Schlaganfall kommt bei Frauen häufiger vor als bei Männern, beim Herzinfarkt sieht es noch so aus, als seien Männer stärker betroffen, allerdings holen die Frauen hier deutlich auf.

Der Herzinfarkt wurde fälschlicherweise lange als »reine Männersache« betrachtet.

Frauen ist oft gar nicht bewusst, dass sie herzinfarktgefährdet sind. Die koronare Herzerkrankung bzw. der Herzinfarkt galt ja lange Zeit als Männerleiden. Das ist wahrscheinlich der Hauptgrund dafür, dass viele große Studien bevorzugt oder sogar ausschließlich an Männern durchgeführt worden sind und die Gefährdung von Frauen durch den Herzinfarkt lange unterschätzt wurde.

Die Beschwerden beim Herzinfarkt sind bei Frauen häufig atypisch; sie beginnen oft mit Übelkeit, Erbrechen, Schul-

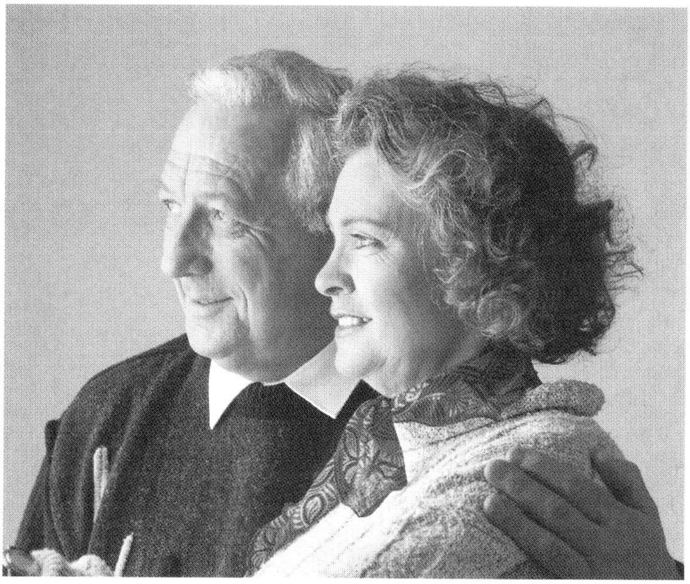

Bei Frauen äußert sich der Herzinfarkt oft anders als bei Männern.

terschmerzen, Oberbauchbeschwerden, die nicht sofort an einen Infarkt denken lassen. Dies ist wahrscheinlich ein Grund dafür, dass Infarkte bei Frauen nach wie vor unzureichend diagnostiziert werden. Hinzu kommt, dass die Diagnostik der koronaren Herzerkrankung, der Erkrankung, die zum Infarkt führt, in einem frühen Stadium schwieriger ist als bei Männern: Das Belastungs-EKG hat bei Frauen beispielsweise weniger Aussagekraft als bei Männern.

Tatsächlich ist der Herzinfarkt nach wie vor bei jüngeren Frauen (im »gebärfähigen« Alter) bis zum Eintritt der Wechseljahre immer noch ein relativ seltenes Ereignis. Die häufigste Ursache für einen Infarkt bei jüngeren Frauen stellt die Kombination aus Rauchen und »Pille« dar. Die Kombination erhöht das Risiko im Vergleich zu Frauen, die weder rauchen noch die Pille nehmen, drastisch.

Junge Frauen, die rauchen und die Pille nehmen, sind besonders gefährdet.

Mit Eintritt der Wechseljahre kommt es zu deutlichen hormonellen Veränderungen, unter anderem nimmt die Konzentration der Östrogene stetig ab, die einen »Schutzfaktor« gegen den Herzinfarkt darstellen. Die verringerte Östrogenproduktion führt unter anderem zur Gewichtszunahme und zu Veränderungen im Zucker- und Fettstoffwechsel, häufig mit Diabetes und Fettstoffwechselstörungen als Folge. Dies ist der Hauptgrund dafür, dass die Frauen hinsichtlich ihres Herzinfarktrisikos nach den Wechseljahren deutlich aufholen und die Männer mit 60 bis 65 Jahren eingeholt haben. So ist es nicht verwunderlich, dass sich die Herzinfarktrate ab 65 Jahren bei Männern und Frauen nicht mehr unterscheidet.

Hormone zur Infarktvorbeugung?

Die Hormonersatztherapie (HET) mit Östrogenen für Frauen in den Wechseljahren ist unter diesem Aspekt in den letzten Jahren sehr intensiv diskutiert worden. Bisherige Studien zeigen leider nicht, dass Herz-Kreislauf-Erkrankungen verhindert werden können. Jede Frau muss mit ihrem behandelnden Hausarzt bzw. Frauenarzt eine individuelle Risikoabwägung treffen und die Argumente für und gegen eine HET besprechen. Diese Aspekte betreffen nicht nur Frauen, die natürlicherweise in das Klimakterium eintreten, sondern auch jüngere Frauen, bei denen durch eine Operation (Entfernung der Eierstöcke) vorzeitig die Menopause einsetzt.

Die Behandlung des Herzinfarktes ist bei Männern und Frauen gleich.

Abgesehen von der Hormonersatztherapie, gibt es hinsichtlich der medikamentösen Therapie keine Unterschiede zwischen Männern und Frauen, dies gilt sowohl für die Akuttherapie beim Herzinfarkt als auch für die präventiven und rehabilitativen Strategien zur Behandlung der Risikofaktoren, d.h. zur Verhinderung eines ersten Infarktes oder eines erneuten Infarktes (siehe S. 57 ff.).

Mit Blick auf den Herzinfarkt gleichen sich die Vor- und Nachteile, Mann oder Frau zu sein, letztlich in Abhängigkeit vom Alter dann irgendwann wieder aus. Die Hormonersatztherapie zur Verringerung des Herzinfarktrisikos für den alternden Mann ist sehr umstritten. Hierzu gibt es bisher keine Untersuchungen.

Herzinfarkt und Risikofaktoren – Unterschiede zwischen Männern und Frauen

Herzinfarkthäufigkeit	Während die Häufigkeit bei Männern in den letzten Jahren stetig gefallen ist, ist diese bei Frauen fast gleich geblieben. Herzinfarkt ist bei Frauen im gebärfähigen Alter bis zur Menopause selten. Danach nimmt die Herzinfarkthäufigkeit jedoch auch bei Frauen deutlich zu, so dass ab dem 65. Lebensjahr zwischen Männern und Frauen kein Unterschied mehr bei der Häufigkeit besteht.
Diagnostik	Das Belastungs-EKG zur Diagnose der Herzkranzgefäßerkrankung ist bei Frauen nicht so zuverlässig wie bei Männern: Es fällt häufiger falsch positiv oder falsch negativ aus.
Symptome	Frauen haben häufiger eine atypische Angina pectoris bzw. »unspezifische« Beschwerden wie Übelkeit, Erbrechen, Schulterschmerzen.
Prognose	Die Sterblichkeit ist in den ersten Wochen und auch im ersten Jahr nach dem Herzinfarkt bei Frauen deutlich höher als bei Männern. Selbst die 8-Jahres-Überlebensrate ist noch signifikant niedriger als bei Männern.
Risikofaktoren	Prinzipiell sind bei Männern und Frauen die gleichen Risikofaktoren für Herz-Kreislauf-Erkrankungen vorhanden, sie treten jedoch in Abhängigkeit vom Alter mit unterschiedlicher Gewichtung auf (s.u.). Etwa 50 % der Frauen sind zum Zeitpunkt des Infarktes verwitwet, aber nur ca. 15 % der Männer. Bei Frauen kommt im gebärfähigen Alter die »Pille« als wichtiger Risikofaktor hinzu, nach der Menopause der Hormonmangel.
Rauchen und »Pille«	Diese Kombination ist der wichtigste Risikofaktor für einen Herzinfarkt bei jüngeren Frauen. Das Risiko ist im Vergleich zu Frauen, die weder rauchen, noch die »Pille« einnehmen, *drastisch* erhöht, insbesondere nach dem 35. Lebensjahr.

Hoher Blutdruck	Bluthochdruck ist bei jüngeren Frauen im gebärfähigen Alter eher selten. Eine relativ häufige Ursache für die Hypertonie ist allerdings die »Pille«. Nach der Menopause ist die Hypertonie bei Frauen häufiger als bei gleichaltrigen Männern.
Stoffwechselstörungen	Sowohl Diabetes als auch Fettstoffwechselstörungen nehmen nach der Menopause bei Frauen drastisch zu. Eine Ursache hierfür ist die hormonelle Umstellung und die Gewichtszunahme.
Diabetes	Das Herzinfarktrisiko ist für Diabetikerinnen in den Wechseljahren mehr als doppelt so hoch wie für zuckerkranke Männer gleichen Alters.
Fettstoffwechselstörungen	Während jüngere Frauen bis zur Menopause ein sehr günstiges Lipidprofil haben (mit hohen HDL-Cholesterinwerten als Schutzfaktor vor dem Herzinfarkt), ändern sich die Verhältnisse nach der Menopause: Das »gute« HDL-Cholesterin nimmt ab und das »schlechte« LDL-Cholesterin nimmt deutlich zu.
Stressfaktoren	Berufstätige Frauen mit Familie sind durch die Doppelbelastung in Beruf und Familie besonderem Stress ausgesetzt.
Hormone	Eine Hormonersatztherapie mit Östrogenen bei Frauen nach der Menopause führt leider nicht zu der erhofften Senkung des Herzinfarktrisikos, wie die Studien der letzten Jahre zeigten.
Rehabilitation	Während von den männlichen Herzinfarktpatienten nach der Akutbehandlung im Krankenhaus etwa 80 % an einer Anschlussheilbehandlung teilnehmen, sind es bei den Frauen nur ca. 40 %!

Welche Faktoren spielen noch eine Rolle?

Die Herzinfarktforschung hat in den letzten Jahren neue und zusätzliche Risikofaktoren erkannt, die zum Teil unabhängig von den »klassischen« Risikofaktoren bestehen oder mit diesen sehr eng verbunden sind, wie zum Beispiel das Fibrinogen.

Fibrinogen

Fibrinogen spielt eine wichtige Rolle bei der Blutgerinnung. Es ist die Vorstufe des Fibrins, welches bei der Entstehung und Stabilisierung von Blutgerinnseln notwendig ist. Auf die Bedeutung der Blutgerinnung und der Gerinnungshemmung, insbesondere beim akuten Herzinfarkt, wurde bereits eingegangen (siehe S. 12 ff.). Blutgerinnung und Fibrinbildung sind normalerweise im steten Gleichgewicht mit Gerinnungshemmung bzw. Fibrinolyse (das ist das Auflösen von Gerinnseln). Die künstliche Fibrinolyse mit Medikamenten ist eine sehr effektive Therapie beim akuten Herzinfarkt (siehe S. 19).

Fibrinogen kann als Marker für die Gerinnungsbereitschaft des Blutes relativ einfach gemessen werden. Normal ist ein Fibrinogenspiegel im Blut bis 250 Milligramm pro Deziliter (abgekürzt mg/dl.). Erhöhte Fibrinogenwerte stellen einen Risikofaktor für den Herzinfarkt dar. Sie werden insbesondere bei Menschen mit Übergewicht (Adipositas) und bei Rauchern gemessen. Dies verdeutlicht die Verbindung der klassischen Risikofaktoren mit dem Gerinnungssystem. Gewichtsabnahme und Nikotinentzug sind daher auch wichtige therapeutische Maßnahmen, um den Fibrinogenspiegel zu normalisieren.

Bei Übergewichtigen und bei Rauchern sind häufig auch die Fibrinogenwerte erhöht.

Eine medikamentöse Senkung erhöhter Fibrinogenwerte gelingt mit den so genannten Fibraten. Dies sind Medikamente, die neben den CSE-Hemmern (Cholesterin-Synthese-Enzym-Hemmer) die wichtigsten Medikamente zur Behandlung erhöhter Blutfettwerte darstellen (siehe S. 90). Dieser interessante Nebeneffekt wird therapeutisch genutzt, wenn es um die Auswahl der Medikamente zur Therapie von Fettstoffwechselstörungen geht.

Homocystein

Ein erhöhter Homocysteingehalt des Blutes ist ein weiterer von den klassischen Risikofaktoren unabhängiger Faktor, der mit Arteriosklerose, koronarer Herzerkrankung und Herzinfarkt in Verbindung gebracht wird. Homocystein ist eine Aminosäure, also eine wichtige Substanz für unseren Stoffwechsel. Homocystein wird vom Körper selbst aus einer anderen Aminosäure, dem Methionin, gebildet und dann zu Cystein abgebaut. Stehen Synthese und Abbau in einem ungesunden Verhältnis, d.h. ist der Abbau vermindert und die Konzentration an Homocystein zu hoch, so kann es zur Gefäßschädigung kommen. Homocystein wird mithilfe der Vitamine B_6 und B_{12} abgebaut. Ein Mangel an B-Vitaminen kann daher zur Erhöhung des Homocysteinspiegels führen, durch erhöhte Zufuhr der B-Vitamine kann er wieder gesenkt werden.

Die Aminosäure Homocystein kann zu Gefäßschäden führen.

Bei einem sehr seltenen Krankheitsbild ist der Abbau von Homocystein genetisch gestört. Dann kommt es bereits bei Kindern zu einer massiven Erhöhung des Homocysteinspiegels, mit der Folge einer frühzeitigen schweren Arteriosklerose.

Welche Rolle Homocystein bei der Arteriosklerose genau spielt, ist bis heute nicht im Einzelnen geklärt. Möglicherweise wird aber auch hier wiederum direkt die Gefäßinnenhaut (Endothel) gestört.

Normal ist ein Homocystein-Blutspiegel von unter 10 Millimol pro Liter (abgekürzt mmol/l). Die Untersuchung ist allerdings relativ aufwendig und gehört heute noch keinesfalls zu den Standard-Laboruntersuchungen. Eine routinemäßige Bestimmung ist derzeit auch nicht zu empfehlen. Im Vergleich zu den klassischen Risikofaktoren ist Homocystein von untergeordneter Bedeutung.

Homocystein wird noch nicht routinemäßig untersucht.

Harnsäure

Eine Hyperurikämie (erhöhter Harnsäurewert im Blut) galt viele Jahre als ein Herz-Kreislauf-Risikofaktor. Heute wissen wir jedoch, dass eine hohe Harnsäurekonzentration im

Blut zwar zur unangenehmen Gicht führen kann, aber nicht zum Herzinfarkt. Man kann einen erhöhten Harnsäurewert allenfalls als einen so genannten Risikoindikator bezeichnen, denn Personen mit erhöhtem Harnsäurewert haben häufig gleichzeitig klassische Herzinfarkt-Risikofaktoren wie Übergewicht, Hypertonie und Fettstoffwechselstörungen. Die medikamentöse Behandlung einer erhöhten Harnsäure zur Herzinfarktverhütung ist daher auch nicht erforderlich.

Erhöhte Harnsäurewerte weisen auf andere Risikofaktoren hin.

Alkohol und Kaffee

Sowohl Alkohol als auch Kaffee gelten nicht als Risikofaktoren für den Herzinfarkt.

Alkohol

Alkohol gilt inzwischen, **in geringer Dosis genossen**, als Schutzfaktor gegen den Herzinfarkt und ist daher keinesfalls verboten – es sei denn, es gibt andere medizinische Gründe. Eine Vielzahl von Untersuchungen zeigt, dass Personen, die geringe Mengen Alkohol trinken, eine deutlich niedrigere Herzinfarktrate haben als Abstinenzler. Allerdings steigt das Risiko mit zunehmendem Alkoholkonsum wieder an.

Als medizinisch vertretbare Grenzen werden heute 20 bis 30 Gramm Alkohol pro Tag für Frauen und 30 bis 40 Gramm Alkohol pro Tag für Männer angegeben. (Ein viertel Liter Wein enthält 25 Gramm Alkohol, ein halber Liter Bier 20.)

Die Höchstgrenzen für den täglichen Alkoholkonsum.

Das bedeutet aber nicht, dass man Abstinenzlern aus medizinischen Gründen zum Alkoholgenuss rät. Es bedeutet auch nicht, dass man täglich diese Menge trinken sollte. Mit Rücksicht auf die Leber ist es ratsam, möglichst an ein oder zwei Tagen in der Woche gar keinen Alkohol zu trinken. Ein erhöhter Alkoholkonsum über die genannten Grenzen hinaus führt vermehrt zu hohem Blutdruck und direkten Schäden am Herzmuskel, so dass der ärztliche Rat lauten muss: Schränken Sie übermäßigen Alkoholkonsum ein und senken Sie dadurch das Risiko. Keine gelegentlichen »Saufereien«, sondern kontrollierter und vernünftiger Umgang mit dem Alkohol in »niedriger Dosis«.

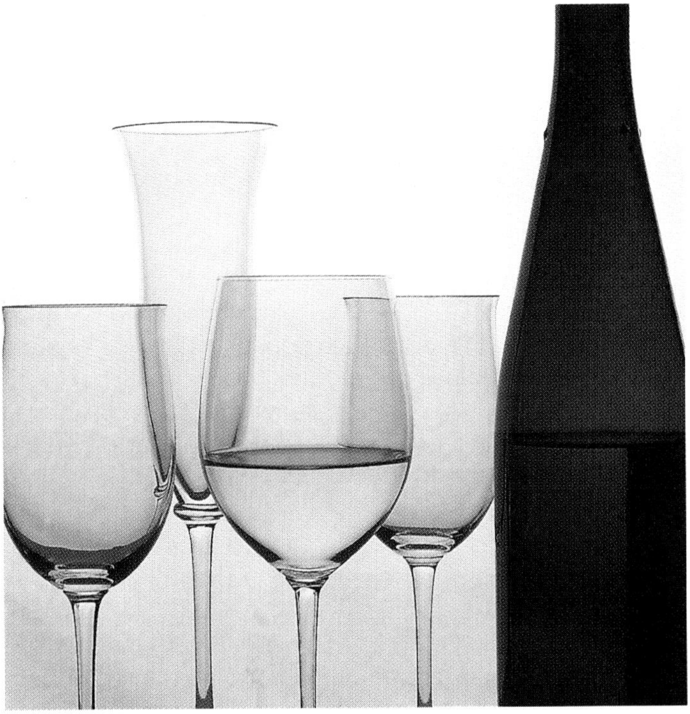

Wenig Alkohol senkt das Herzinfarktrisiko, viel Alkohol erhöht es.

Welches sind nun die positiven Wirkungen eines geringen Alkoholkonsums? – Alkohol hat vier wesentliche Eigenschaften, die sich alle positiv auf verschiedene Herzinfarkt-Risikofaktoren auswirken können:

1. Alkohol wirkt ähnlich wie Aspirin der Verklebung der Blutplättchen und der Gerinnselbildung entgegen.
2. Das »gute« HDL-Cholesterin wird durch Alkohol vermehrt, wahrscheinlich zu Lasten des »schlechten« LDL-Cholesterins.
3. Alkohol wirkt antioxidativ, ähnlich wie andere so genannte Radikalenfänger (siehe S. 58).
4. Alkohol führt nicht nur zur allgemeinen psychischen Entspannung, sondern in geringen Mengen auch zu einer Entspannung der Blutgefäße, d.h. zu einer Gefäßerweiterung und damit auch zu einer Blutdrucksenkung.

Offensichtlich besteht zwischen den verschiedenen Alkoholarten ein gewisser Unterschied hinsichtlich ihrer positiven Wirkungen: Dem Rotwein wird eine zusätzliche Schutzwirkung zugeschrieben. Es gibt Hinweise dafür, dass auch roter Traubensaft, nicht jedoch Orangen- oder Grapefruitsaft das Herzinfarktrisiko vermindern kann.

Andere Länder, andere Sitten – andere Risiken?

Das französische Paradoxon.

Die Schutzwirkung des Rotweins wird auch als »französisches Paradoxon« bezeichnet: Obwohl die Franzosen drei- bis viermal mehr Butter und dreimal mehr Schweineschmalz konsumieren als die Amerikaner, dementsprechend auch höhere Cholesterinwerte haben und häufiger eine Hypertonie aufweisen, ist das Risiko eines Amerikaners, einen Herzinfarkt zu erleiden, 2,5mal höher als das eines Franzosen – selbst wenn die anderen Risikofaktoren, wie Rauchen und Übergewicht mitberücksichtigt werden. Ein ganz wesentlicher Unterschied zwischen Franzosen und Amerikanern besteht unter anderem jedoch hinsichtlich des Alkoholkonsums. Franzosen trinken bevorzugt Rotwein und mit durchschnittlich 20 bis 30 Gramm pro Tag deutlich mehr als die Amerikaner. 90% des konsumierten Alkohols in Frankreich ist Wein; bei den Amerikanern stehen Bier und Spirituosen im Vordergrund.

Nord-Süd-Gefälle beim Herzinfarkt.

In Europa gibt es ein deutliches Nord-Süd-Gefälle hinsichtlich des Herzinfarktrisikos und des Alkoholkonsums: In nördlichen Ländern, wie Skandinavien und Schottland, ist das Herzinfarktrisiko deutlich höher als in südeuropäischen Ländern, wie Frankreich und anderen Mittelmeerländern. Auch die Art des Alkoholkonsums unterscheidet sich deutlich: In den nordischen Ländern werden überwiegend Spirituosen, Whisky und Bier getrunken, dagegen in den Mittelmeerländern vorwiegend Wein.

Aber möglicherweise gibt es auch noch andere Erklärungsmöglichkeiten für das Nord-Süd-Gefälle des Herzinfarktrisikos in Europa: So ist es durchaus vorstellbar, dass die niedrigen Temperaturen im Norden eher zu Infektions- und Erkältungskrankheiten führen. Dies könnte die Infektionstheorie des Herzinfarktes (siehe S. 39) stützen. Neben dem Unterschied im Alkoholkonsum unterscheiden sich Nord- und Südeuropäer aber auch wesentlich hinsichtlich ihrer Ernährung. Die Mittelmeerkost (mediterrane Kost) gilt heute als ideale Ernährung zur Vermeidung eines Infarktes, das heißt: mehr Fisch statt Fleisch, weniger tierisches Fett (Butter, Schmalz, Sahne, fettes Fleisch) und mehr Pflanzenöl (z.B. Olivenöl), mehr Gemüse und Salate. Dazu darf ein Glas trockener Rotwein getrunken werden. Möglicherweise spielt auch die gelassenere Lebensart der Menschen in den Mittelmeerländern eine wichtige Rolle.

Biertrinker sind im Durchschnitt dicker als Weinliebhaber. Ein Grund hierfür könnte sein, dass Bier den weiblichen Sexualhormonen ähnliche Stoffe in höherer Konzentration als Wein enthält, die den Stoffwechsel beeinflussen können.

Kaffee und Tee

Kaffee ist entgegen der landläufigen Meinung kein Risikofaktor für den Herzinfarkt. Kaffee führt auch nicht zu hohem Blutdruck. Ein normaler und vernünftiger Kaffeekonsum führt bei gewohnheitsmäßigen Kaffeetrinkern nur zu einer kurzfristigen unbedeutenden Steigerung von Blutdruck und Pulsfrequenz. Diese Veränderungen sind bei Personen, die keinen regelmäßigen Kaffeekonsum gewöhnt sind, häufig ausgeprägter.

Keine Gefahr durch Kaffeekonsum.

Schwarztee gilt als wichtiger Lieferant von Antioxidanzien (siehe S. 127) und ist damit eher als Schutzfaktor gegen die Arteriosklerose und deren Folgen anzusehen.

Wie kann man einem (weiteren) Herzinfarkt vorbeugen?

Sämtliche in diesem Kapitel aufgeführten Risikofaktoren haben ihre Bedeutung nicht nur bei der Entstehung der koronaren Herzerkrankung und des Herzinfarktes, sondern sie bestimmen auch den weiteren Verlauf der KHK nach einem Herzinfarkt, nach einer Bypass-Operation oder einer Katheterbehandlung (siehe S. 152 ff.). Die Aussagen zu den Risikofaktoren und deren Behandlung bzw. Vermeidung gelten daher gleichermaßen für die so genannte primäre Prävention, d.h. die Verhütung der koronaren Herzerkrankung und des Herzinfarktes, wie auch für die sekundäre Prävention nach dem ersten Infarkt, die zum Ziel hat, einen erneuten Herzinfarkt zu verhindern (Reinfarkt-Prophylaxe).

Vorbeugen heißt Risikofaktoren mindern.

Gewöhnen Sie sich das Rauchen ab

Rauchen ist weltweit als einzelner Risikofaktor von größter Bedeutung. Man schätzt die Zahl der »Tabaktoten« weltweit und jährlich gerechnet auf mindestens zwei bis drei Millionen, wobei Herzinfarkt und Lungenkrebs als häufigste Ursachen zu nennen sind. Allein in Deutschland sterben pro Tag (!) ca. 350 Menschen an den Folgen des Rauchens. Das ist ein hoher Preis für die 10 Milliarden Euro Tabaksteuer, die jährlich durch die Raucher eingenommen werden. Ein 45jähriger Raucher hat ein dreifach höheres Herzinfarktrisiko als ein gleichaltriger Nichtraucher in den nächsten 10 Jahren. Wenn er das Rauchen aufgibt, normalisiert sich schon nach zwei Jahren sein Risiko, und diese Risikominderung hält auch die nächsten 20 Jahre an. Es lohnt sich also sehr, das Rauchen aufzugeben.

Infarktpatienten unter 40 Jahren sind fast alle Raucher. Rauchen schränkt die Lebenserwartung deutlich ein und

Rauchen senkt die Lebenserwartung.

führt vor allen Dingen auch mit zunehmendem Alter zu ganz unangenehmen Beschwerden, als da wären Raucherbein, Atemnot oder chronischer Bronchitis, abgesehen von den kosmetischen Aspekten, wie der unansehnlichen faltigen Raucherhaut. Jede Zigarette enthält ca. 3800 verschiedene chemische Verbindungen, von denen alleine 50 als krebserregend gelten.

Nicht nur junge Raucher unterschätzen die gesundheitlichen Risiken des Rauchens. Selbst die 50- bis 60jährigen Raucher und Raucherinnen leben in der Illusion, trotz Rauchens eine normale Lebenserwartung zu haben: Eine große amerikanische Untersuchung an 7000 Personen ergab, dass 67 % der rauchenden Männer und Frauen dieser Altersgruppe glaubten, ihren 75. Geburtstag feiern zu können. Tatsächlich werden ihn aber nur 26 % erleben!

Radikale greifen die Gefäße an

Für die Herzkranzgefäße schädlich sind insbesondere die so genannten freien Radikale: Dabei handelt es sich um sehr aggressive zerstörerische Sauerstoffmoleküle, die die Körperzellen und insbesondere die Gefäßinnenhaut (Endothel) angreifen. Alleine bei einem Zug an der Zigarette werden 100 Billionen (das sind 100 000 Millionen!) freie Radikale gebildet. Diese heften sich wie »Greifarme« an das Endothel und halten Entzündungszellen fest, die wiederum Cholesterin aufnehmen und so zur Plaqueentstehung und zur Verengung der Gefäße führen. Freie Radikale erhöhen zudem die Klebrigkeit von Blutplättchen (Thrombozyten) und fördern so die Blutgerinnselbildung. Darüber hinaus stören sie die Regulation der Gefäße, d.h. sie führen direkt zu einer Gefäßverengung, auch ohne Arteriosklerose. Die Beziehung zwischen der Zahl der gerauchten Zigaretten und dem Herzinfarktrisiko geht aus Tabelle 1 (siehe S. 32) hervor. Es muss aber betont werden, dass bei einem bereits eingetretenen Herzinfarkt selbst eine Zigarette pro Tag zu viel ist.

Nach einem Herzinfarkt ist schon eine Zigarette zu viel.

Von Rauchern wird immer wieder angeführt, dass sie auch Personen kennen, die trotz Rauchens alt geworden sind. Darauf kann man nur antworten, dass diese Personen vermutlich eine besonders günstige genetische Ausstattung

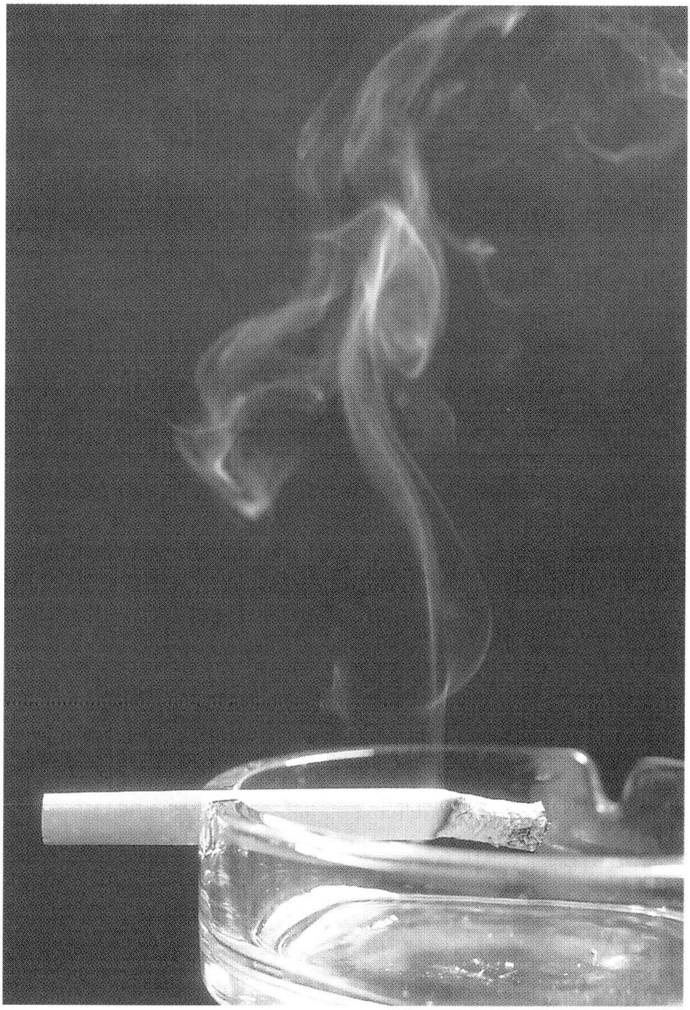

Bei einem Zug entstehen 100 000 Millionen (!) freie Radikale, die die Körperzellen schädigen.

hatten, die ihnen trotz des Risikofaktors Rauchen eine hohe Lebenserwartung bescherte. Darüber hinaus ist selbstverständlich wichtig, wie der gesamte Lebensstil aussieht. Starke Raucher haben meistens einen insgesamt ungesünderen Lebensstil, der sich durch (qualitativ) schlechtere Ernährung und mangelnde körperliche Aktivität ausdrückt. So ist z.B. auch zu erklären, dass in Asien die mit dem Rauchen verbundenen Krankheiten seltener sind, obwohl genauso viel geraucht wird wie bei uns. Die Ursache hierfür ist die wesentlich gesündere Ernährung (mehr Gemüse, Obst und Fisch) und mehr Bewegung.

Vitamine als Radikalfänger

Rauchen entzieht dem Körper Vitamine.

Raucher haben einen deutlich höheren Vitaminbedarf, insbesondere an Vitamin C, als Nichtraucher, da Rauchen dem Blut Vitamin C zur Entgiftung entzieht. Dadurch stehen das wichtige zellschützende Vitamin C, aber auch Vitamin E, die auf natürliche Weise die freien Radikale bekämpfen, nur noch in geringer Menge zur Verfügung. Raucher haben einen um 40 bis 50% höheren Vitamin-C-Bedarf als Nichtraucher. Das bedeutet nicht, dass man mit erhöhter Vitamin-C-Zufuhr die Schädlichkeit des Rauchens neutralisieren kann. Es bedeutet aber, dass insbesondere Raucher auf ausreichende Vitaminzufuhr achten sollten, wenn sie schon nicht aufhören zu rauchen.

Ab sofort ist Schluss!

Das Aufhören ist tatsächlich für die meisten Betroffenen sehr schwierig, da Rauchen abhängig macht. Prüfen Sie Ihre Abhängigkeit anhand des Fragebogens auf Seite 61. Jeder erwachsene Raucher kennt natürlich die gesundheitsschädlichen Wirkungen des Rauchens. Die »Raucherkarriere« beginnt heute in der Regel aber bereits im jugendlichen Alter. Rauchen bedeutet Freiheit, Abnabelung von zu Hause und Zugehörigkeit zu der (häufig rauchenden) Clique. Mit der Zigarette werden so starke emotionale Aspekte verknüpft, obwohl die ersten Zigaretten fürchterlich schmecken und sich der Körper regelrecht gegen das Gift wehrt (z.B. mit Erbrechen). Leider findet eine gleichzeitige Aufklärung über die gesundheitlichen Folgen, z.B. durch die Schule und die Eltern, so gut wie nicht statt. Trotz der anfänglich unangenehmen Missempfindungen überwiegen mit zunehmendem Zigarettenkonsum die positiven emotionalen Aspekte. So wird das Gehirn relativ rasch unbewusst umprogrammiert und süchtig!

Ein schlechter Tausch: Sucht gegen Anerkennung.

Etwa 30% der Raucher sind aufgrund der anregenden und beruhigenden Wirkung des Nikotins auf das zentrale Ner-

Wie abhängig sind Sie?	A (0 Punkte)	B (1 Punkt)	C (2 Punkte)	Punkte
1. Wann nach dem Aufstehen rauchen Sie Ihre erste Zigarette?	☐ nach 30 min	☐ innerhalb von 30 min	–	....
2. Fällt es Ihnen schwer, das Rauchen an Orten zu unterlassen, an denen es verboten ist?	☐ nein	☐ ja	–	....
3. Welche Zigarette, die Sie im Laufe eines Tages rauchen, befriedigt Sie am meisten?	☐ jede, außer der ersten am Morgen	☐ die erste am Morgen	–	....
4. Wie viele Zigaretten rauchen Sie am Tag?	☐ 1 bis 15	☐ 16 bis 25	☐ mehr als 26	....
5. Rauchen Sie morgens mehr Zigaretten als im weiteren Tagesverlauf?	☐ nein	☐ ja	–	....
6. Rauchen Sie auch, wenn Sie so krank sind, dass Sie die meiste Zeit im Bett verbringen müssen?	☐ nein	☐ ja	–	....
7. Wie hoch ist der Nikotingehalt Ihrer Lieblings-Zigarette?	☐ gering (unter 0,7 mg)	☐ mittel (über 0,8 - 1,0 mg)	☐ hoch (über 1,1 mg)	....
8. Wie häufig inhalieren Sie beim Rauchen?	☐ niemals	☐ manchmal	☐ immer	....
Auswertung der Nikotin-Abhängigkeitstabelle nach Fageström:				....

Zählen Sie die Gesamt-Punktzahl zusammen. Bei sechs Punkten und mehr sind Sie hochgradig nikotinabhängig (die maximale Punktzahl ist elf).

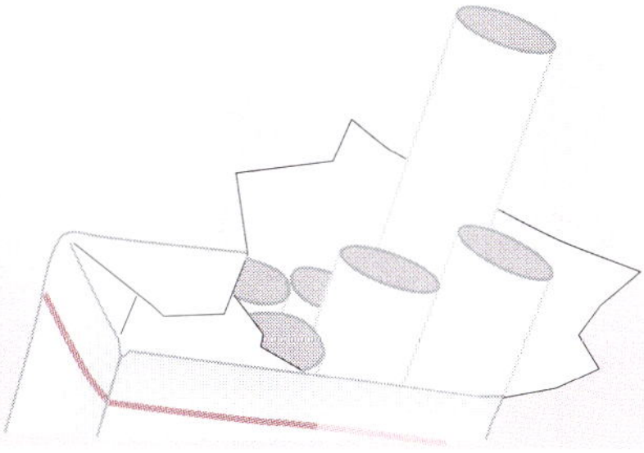

vensystem (Gehirn) süchtig. Daher fällt das Aufhören ja so schwer, obwohl man die Risiken des Rauchens allmählich genau kennt. Es gibt bis heute keine 100%ige Methode, insbesondere keine medikamentöse Therapie, um vom Nikotin loszukommen.

Nach wie vor die beste Methode ist die so genannte »Schluss-Punkt-Methode«: Von einem Tag auf den anderen sämtliche Zigarettenvorräte beseitigen und das Rauchen total einstellen. Weder Akupunktur noch Hypnose noch Verhaltenstherapie oder andere Verfahren haben eine 100%ige Erfolgsgarantie. Die beste Motivation kommt aus Ihnen selbst: Stellen Sie sich selbst, Ihrem Herzen, Ihren Gefäßen und Ihrer Gesundheit zuliebe das Rauchen ein und erhöhen Sie damit Ihre Lebensqualität. Man muss sich selbst zuliebe aufhören wollen.

Man muss sich selbst zuliebe mit dem Rauchen aufhören wollen.

Die Zigarettenwerbung versucht zwar immer noch – inzwischen fast schon verzweifelt –, uns vom Gegenteil zu überzeugen, nämlich, dass Rauchen zur Entspannung führt und mit anderen positiven Aspekten verbunden ist. Auf diese Gehirnwäsche fallen aber immer weniger Raucher herein. Im tiefsten Inneren weiß jeder Raucher, dass er erst dann seine Lebensqualität tatsächlich nachhaltig erhöht und seine Lebenserwartung steigert, wenn er aufhört zu rauchen. Voraussetzung für eine erfolgreiche Abkehr vom Rauchen ist daher, dass der Raucher sich selbst umprogrammiert: von den Klischees der Zigarettenwerbung zum eigenen freien Lebensgenuss ohne Abhängigkeit, dafür mit mehr Gesundheit und Fitness – oder »von der Freiheit der großen weiten Welt der Zigarettenreklame zur persönlichen Freiheit durch Unabhängigkeit«.

Dabei ist es unbedingt erforderlich, die Solidarität in der Familie und am Arbeitsplatz einzufordern; machen Sie Ihrer Umgebung deutlich, dass es Ihnen ernst ist, mit dem Rauchen aufzuhören und dass Sie auf Unterstützung rechnen. Ist die Nikotinsucht sehr ausgeprägt und tritt starke Unruhe als Entzugssymptomatik auf, dann ist vorübergehend die Verwendung eines Nikotinpflasters oder -kaugummis zu empfehlen. Günstig ist es, sich im Sinne einer Gruppentherapie mit anderen »Neuabstinenzlern« zusammenzuschließen und gegenseitig zu stützen. Dies ist vor allen Dingen wichtig, um Rückfälle zu vermeiden.

Suchen Sie sich Verbündete für Ihren Kampf gegen die Abhängigkeit.

So genannte »leichte« Zigaretten sind keine Alternativen, da sie teilweise sogar mehr inhaliert werden und sich das Herzinfarktrisiko noch erhöht. Das oberste Therapieziel ist, Unabhängigkeit vom Nikotin zu erreichen und damit Gesundheit zu gewinnen.

Keine Zigaretten, mehr Gewicht?

Ganz besonders wichtig ist, bei Nikotinstopp auf das Gewicht zu achten. Raucher haben einen größeren Grundumsatz, d.h. sie verbrennen mehr Kalorien als Nichtraucher und können daher vergleichsweise auch mehr essen als Nichtraucher, ohne an Gewicht zuzunehmen. Wenn Sie nun das Rauchen einstellen, aber die Energie- bzw. Kalorienzufuhr gleich halten und nicht mehr soviel verbrennen wie während des Rauchens, gehen die überschüssigen Kalorien in die Fettdepots, und es kommt zwangsläufig zur Gewichtszunahme. Die Stoffwechselumstellung dauert in der Regel vier bis sechs Wochen. Wenn Sie in diesem Zeitraum bewusster essen, d.h. auf fett- und kalorienreiche Nahrung verzichten und die körperliche Aktivität steigern, so ist die unerwünschte Gewichtszunahme zu vermeiden.

Nach 4 bis 6 Wochen hat sich der Stoffwechsel umgestellt.

Leider werden die Patienten häufig diesbezüglich nicht ausreichend aufgeklärt, so dass viele zwar das Rauchen aufgeben, dann aber leider an Gewicht zunehmen.

Rauchen wider Willen

Etwa 20 % der Bevölkerung sind Passivraucher.

Passivrauchen ist für Säuglinge und Kinder ganz besonders schädlich; dies gilt vor allem für das Rauchen beim Autofahren.

Durch Passivrauchen am Arbeitsplatz kommt es zu einem drastischen Anstieg des Herzinfarktrisikos, wenn man mehr als zehn Zigaretten pro Tag »mitrauchen« muss oder drei rauchende Kollegen hat.

Senken Sie Ihren Blutdruck

Hoher Blutdruck (Hypertonie) gilt seit langem als ein ganz wesentlicher Risikofaktor für Herzerkrankungen, insbesondere für die Herzkranzgefäßerkrankung und die Herzleistungsminderung (Herzschwäche, Herzinsuffizienz). Darüber hinaus ist die Hypertonie Risikofaktor Nr. 1 für den Schlaganfall (Hirninfarkt).

Hoher Blutdruck ist ein Risikofaktor für verschiedene Erkrankungen.

Mit jedem Herzschlag pumpt unser Herz das Blut mit einem bestimmten Druck, dem Blutdruck, in den Kreislauf. Dieser Druck kann indirekt, z.B. mit einer Manschette am Oberarm, gemessen werden. Der obere (systolische) Wert entsteht beim Zusammenziehen (der Kontraktion) des Herzmuskels in der Anspannungsphase (Systole), der niedrige (diastolische Wert) wird in der Entspannungsphase des Herzens (Diastole) gemessen, wenn der Druck abfällt. Anspannung und Entspannung finden im stetigen Wechsel statt: Bei einer Herzschlagfolge (Pulsfrequenz) von etwa 70 Schlägen pro Minute leistet das Herz alleine in 24 Stunden ca. 100 000 Pumpaktionen! Da das Herz mit jeder Pumpaktion einen anderen Blutdruck aufbaut, haben wir auch 100 000 unterschiedliche Blutdrücke allein in 24 Stunden. Der Blutdruck ist eine sehr dynamische biologische Größe, und Blutdruckschwankungen sind daher etwas ganz Natürliches.

Welcher Blutdruck ist normal?

Als Hypertonie bezeichnet man einen in Ruhe gemessenen Blutdruck über 140/90 mmHg. Je höher der Blutdruck, um so größer ist das Risiko (siehe Tab. 1, S. 32, und Tab. 2).

Die Diagnose »Hypertonie« wird allerdings nicht aufgrund einer einmaligen Messung gestellt, sondern es sollten möglichst mehrere Messungen durchgeführt werden, da der Blutdruck eine sehr schwankende biologische Größe ist und bestimmte Anforderungen an die Blutdruckmessungen gestellt werden müssen.

Der Blutdruck ändert sich je nach Belastung.

Abgesehen von den normalen Tag-Nacht-Schwankungen (siehe S. 66 f.) muss sich der Blutdruck in jeder Situation, d.h. in jeder Körperlage, in jeder Aktivitäts- oder Entspannungsphase, in Abhängigkeit von emotionalen und psychischen

Tab. 2: Neue Klassifikation der Hypertonie*

	systolischer Blutdruck	diastolischer Blutdruck
normaler Blutdruck	unter 130	unter 85
Grenzbereich	130–139	85–89
Hypertonie		
leichte	140–159	90–99
mittelschwere	160–179	100–109
schwere	≥ 180	≥ 110

* Nach dem amerikanischen Joint National Committee (JNCV)

Einflüssen und geistiger Arbeit jeweils den Erfordernissen anpassen. Daher sind sehr schnelle Blutdruckänderungen notwendig. Und nur so gelingt es, in jeder Situation alle Organe und Zellen ausreichend mit Blut zu versorgen. Es ist also keinesfalls überraschend, dass bei häufigen Messungen immer wieder andere Blutdruckwerte gemessen werden, und es wird auch klar, dass ein einzelner Wert nicht repräsentativ sein kann für sämtliche Blutdruckwerte rund um die Uhr.

In Ruhe sollte der Blutdruck unter 140/90 mmHg liegen.

So wie es eine Grenze für den Ruheblutdruck gibt (140/90 mmHg), gibt es auch eine Grenze, die der Blutdruck unter körperlicher Belastung nicht überschreiten sollte. Beispielsweise sprechen wir von einer Belastungshypertonie, wenn der Blutdruck bei 100 Watt auf dem Fahrradergometer 200 mmHg systolisch überschreitet. Die Grenze von 140/90 mmHg in Ruhe gilt für das gesamte Erwachsenenalter bis ins hohe Alter. Für Kinder werden entsprechend niedrigere Blutdruckgrenzen angesetzt. Bei der Blutdruckmessung zu Hause mit den heute sehr verbreiteten Selbstmessgeräten legt man etwas niedrigere Grenzwerte zugrunde: Den Grenzen von 140/90 mmHg in der Praxis oder in der Klinik entspricht bei der Selbstmessung zu Hause ein Grenzwert von 135/85 mmHg.

Mit entsprechender Technik ist es heute auch möglich, den Blutdruck rund um die Uhr mit einem tragbaren kleinen Rekorder aufzuzeichnen und diese Werte dann am nächsten Tag auszudrucken. Der Vorteil dieser Methode ist die hohe

Langzeitmessungen des Blutdrucks geben ein Bild von den Schwankungen im Tagesverlauf.

Messdichte, denn man erhält ca. 60 bis 70 Werte über 24 Stunden, einschließlich der Nachtwerte. Es gelingt so, viele Alltagseinflüsse auf den Blutdruck zu erfassen, das Blutdruckniveau insgesamt und die Blutdruckschwankungen aufzuzeigen (siehe Abbildungen). Blutdruckanstiege über die in Ruhe gemessenen Grenzen sind unter körperlicher und auch psychischer und geistiger Anstrengung und Belastung vollkommen normal. Der Blutdruck ist allerdings so reguliert, dass er beispielsweise nach einer körperlichen Anstrengung rasch und deutlich wieder abfällt – zum Teil sogar unter das Ausgangsniveau vor der Belastung –, so dass durch eine Anstrengung das Blutdruckniveau insgesamt nicht zu stark ansteigt.

Der Pumpdruck des Herzens ist zwar für die Höhe des aktuellen Blutdrucks bestimmend, die Regulation des Blutdrucks erfolgt allerdings nicht durch das Herz, sondern über Hormone und Nervenbahnen, die die Weite der so genannten Widerstandsgefäße, etwa in der Muskulatur beeinflusst: Eine Verengung der Blutgefäße führt zur Drucksteigerung, eine Gefäßerweiterung zur Senkung des Blutdrucks. Ganz vereinfacht kann man sich diese Regulation am Beispiel eines Gartenschlauches verdeutlichen: Umfasst man den Gartenschlauch mit der Hand und verengt den Durchmesser, so wird der Wasserdruck im Schlauch zur Wasserquelle hin ansteigen. Wenn die Hand wieder gelöst wird, sinkt der Druck ab. Wenn das Herz über lange Zeit, meistens über Monate und Jahre, gegen einen erhöhten Druck in den Gefäßen anpumpen muss, entsteht eine enorme dauerhafte Herzbelastung. Der erhöhte Druck selbst wiederum schädigt die großen Gefäße, einschließlich der Herzkranzgefäße.

Bluthochdruck schädigt das Herz.

Was sind die Ursachen des hohen Blutdruckes?

Die große Mehrheit der Hypertoniker (95 %) hat eine so genannte primäre oder essenzielle Hypertonie, d.h. es liegen keine organischen Erkrankungen vor. Als organische Erkrankungen kommen insbesondere Nierenerkrankungen und einige seltene hormonelle Störungen in Frage, zum Beispiel eine Schilddrüsenüberfunktion oder eine Überfunktion der Nebenniere. Organische Ursachen sind jedoch nur bei etwa

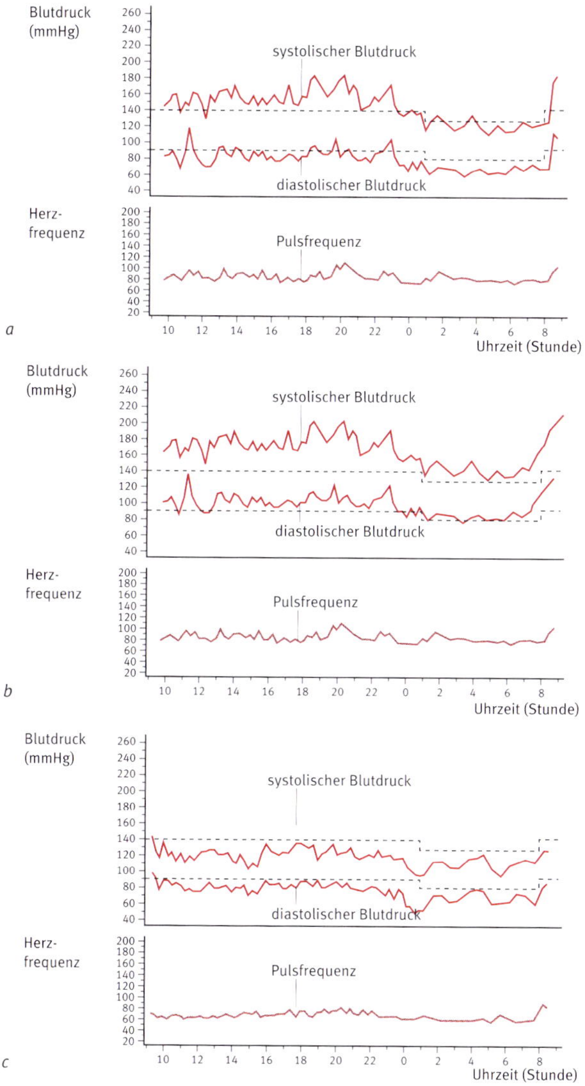

Aufzeichnungen von Blutdruck-Langzeitmessungen über 24 Stunden: im oberen Bildabschnitt sind jeweils systolischer und diastolischer Blutdruck dargestellt, im unteren Bildabschnitt die Pulsfrequenz.

a) Isolierte systolische Hypertonie (typisch in höherem Lebensalter).

b) Erhöhter Blutdruck bei schwerer systolischer und diastolischer Hypertonie mit sehr steilem frühmorgendlichen Blutdruckanstieg.

c) Gut behandelte Hypertonie mit normalem Blutdruck »rund um die Uhr«.

fünf Prozent der Hypertoniker Grund für den hohen Blutdruck. Um organische Ursachen festzustellen bzw. auszuschließen, sind einige Untersuchungen, insbesondere Blutuntersuchungen, notwendig. Für die primäre Hypertonie, von der die meisten Hypertoniker betroffen sind, kommen ganz unterschiedliche Ursachen in Betracht: dabei spielen Alter, Geschlecht, Vererbung, Körpergewicht, Salzkonsum, Stressfaktoren und Bewegungsmangel die wichtigste Rolle. Entgegen einer weit verbreiteten Meinung liegt die Ursache der Hypertonie nicht im Herzen. Das Herz wird jedoch durch eine lange bestehende Hypertonie geschädigt.

Mit dem Alter steigt der Blutdruck allmählich an

Dadurch wächst die Wahrscheinlichkeit, eine Hypertonie zu entwickeln, mit den Jahren ebenfalls. Hoher Blutdruck ist bei Frauen vor den Wechseljahren im Vergleich zu Männern eher selten. Danach findet man hohen Blutdruck bei Frauen jedoch häufiger als bei Männern, so dass sich die Häufigkeit mit 60 bis 65 Jahren derjenigen der Männer wieder angleicht. Ursache dieser Unterschiede sind die weiblichen Sexualhormone, die bei Frauen in jüngeren Jahren in höherer Konzentration vorhanden sind und einen Schutzfaktor für Herz, Kreislauf, Blutdruck und andere wichtige Faktoren darstellen. Werden in dieser Zeit jedoch künstliche Hormone genommen, z.B. zur Schwangerschaftsverhütung (Pille), so steigt das Risiko für Bluthochdruck deutlich an. Die Pille ist wahrscheinlich sogar die häufigste Ursache für eine Hypertonie bei jüngeren Frauen. Besonders gefährdet sind Frauen zwischen 30 und 40, die schon viele Jahre die Pille einnehmen.

Die weiblichen Sexualhormone schützen vor Bluthochdruck.

In manchen Familien kommt hoher Blutdruck gehäuft vor

Ca. 50 % der Hypertoniker haben die Anlage zum hohen Blutdruck von ihren Eltern geerbt. Wenn sogar beide Elternteile hohen Blutdruck haben, so beträgt die Wahrscheinlichkeit, hohen Blutdruck zu entwickeln, für die Kinder über 50 %. Bis heute ist nicht eindeutig geklärt, welche Art der Störung vererbt wird. Selbst bei anlagebedingtem Hochdruck entwickelt sich die Hypertonie erst nach der Kindheit bzw. im mittleren Erwachsenenalter, wenn andere Faktoren

Auch ererbter Bluthochdruck entwickelt sich erst im Lauf der Jahre.

Ursachen des hohen Blutdrucks

95 % aller Hypertoniker haben eine primäre oder essenzielle Hpertonie

Ursächliche Faktoren:

• »Alter«	Hoher Blutdruck ist bei älteren Menschen sehr viel häufiger als bei Jüngeren.
• Vererbung	Bei 40–50 % aller Hypertoniker liegt hoher Blutdruck in der Familie.
• Übergewicht	Etwa 50 % aller Hypertoniker sind übergewichtig.
• zu viel Kochsalz, zu wenig Kalium	Hypertoniker mit erblicher Belastung sind besonders salzempfindlich.
• Bewegungsmangel	tritt oft in Kombination mit Übergewicht auf.
• Stress	z.B. durch andauernde Überforderung im Beruf und/oder Sorgen in der Familie.
• Alkohol	Ist nur in hoher Dosis ein Problem: ein viertel Liter Wein oder ein halber Liter Bier sind unbedenklich.

⇒ Kaffee ist keine Ursache für hohen Blutdruck.

Nur bei etwa 5 % aller Hypertoniker wird eine sekundäre Hypertonie festgestellt, das heißt, andere Erkrankungen, wie zum Beispiel Nierenerkrankungen oder hormonelle Störungen, führen zu einer Erhöhung des Blutdruckes.

hinzutreten. Die häufigsten Faktoren, die zur Ausbildung (Manifestation) der Hypertonie führen, sind Übergewicht, Bewegungsmangel, erhöhter Salzkonsum und psychosoziale Stressfaktoren. Es ist daher nicht verwunderlich, dass sich der hohe Blutdruck bei den meisten Patienten im mittleren Erwachsenenalter zwischen dem 30. und 50. Lebensjahr entwickelt. In diesem Lebensabschnitt kommen viele Faktoren zusammen, die sich ungünstig auf den Blutdruck auswirken können: Die meisten Menschen nehmen an Gewicht zu, gleichzeitig verringert sich die körperliche Aktivität und berufliche und familiäre Probleme treten vermehrt auf.

Gewicht und Blutdruck hängen eng zusammen

Übergewicht (Adipositas) ist wahrscheinlich der Faktor, der für die Ausbildung einer Hypertonie die größte Rolle spielt (ca. 50 % der Hypertoniker sind übergewichtig). Insbesondere die Kombination aus Übergewicht und Bewegungsmangel bereitet dem Bluthochdruck den Weg. Weitere Faktoren sind ein erhöhter Salzverzehr, insbesondere in Verbindung mit erniedrigter Kaliumzufuhr.

Salz ist ein wichtiger Faktor bei der Blutdruckregulierung

Salzsensitiv heißt, dass der Blutdruck bei hohem Salzverzehr ansteigt.

Der durchschnittliche Salzkonsum liegt bei uns bei 10 bis 12 g NaCl pro Tag. Dies entspricht der drei- bis vierfachen Menge, die unser Organismus tatsächlich braucht. Für die Mehrheit der Bevölkerung ist die erhöhte Kochsalzaufnahme wahrscheinlich ohne gesundheitliche Bedeutung. Hypertoniker reagieren allerdings auf erhöhte Kochsalzzufuhr mit einer weiteren Blutdrucksteigerung. Ungefähr die Hälfte der Hypertoniker ist besonders salzempfindlich (salzsensitiv). Dies betrifft vor allem diejenigen Patienten, die ihren Hochdruck ererbt haben, die also aus einer Hypertonikerfamilie stammen.

Alkohol spielt nur eine untergeordnete Rolle

Ein Gläschen in Ehren kann keiner verwehren.

Allerdings zeigt sich immer wieder, dass bei dauerndem übermäßigen Alkoholkonsum eine besonders schwere Hypertonie auftreten kann. In geringer Dosis, d.h. in gesundheitlich vertretbaren Maßen von ca. 30 g Alkohol (das entspricht etwa einem halben Liter Bier oder einem viertel Liter Wein) am Tag, besteht kein Zusammenhang zur Hypertonie.

Nicht alle Ursachen der primären Hypertonie sind bis heute erkannt und aufgedeckt. Die oben beschriebenen Faktoren betreffen jedoch die meisten Patienten in unterschiedlichem Ausmaß. Je mehr dieser Faktoren zusammentreffen, um so höher ist die Wahrscheinlichkeit, dass sich ein hoher Blutdruck und eine dauerhafte Hypertonie entwickelt.

Wie wird hoher Blutdruck behandelt?

Die Behandlung des hohen Blutdrucks ist eine der erfolgreichsten präventiven Maßnahmen in der Medizin überhaupt. Durch eine blutdrucksenkende Therapie kann die Häufigkeit von Herzinfarkten und insbesondere von Schlaganfällen deutlich gesenkt werden. Als Behandlungsziel gilt für die meisten Hypertoniker wiederum die Grenze von 140/90 mmHg. Das heißt, ein gut behandelter Blutdruck liegt in Ruhe unterhalb dieser Grenzen. Für einige Risikogruppen, wie z.B. Diabetiker, werden heute sogar deutlich niedrigere Behandlungsziele angesetzt, bei ihnen sollte der Blutdruck möglichst unter 135/85 mmHg liegen.

Im Vordergrund: die nichtmedikamentösen Maßnahmen

Basierend auf den Ursachen der primären Hypertonie legt man besonderen Wert auf die Gewichtsabnahme bei übergewichtigen Hypertonikern, auf salzarme und kaliumreiche Ernährung, auf Ausdauertraining und Stressbewältigung. Eine Gewichtsreduzierung bzw. -normalisierung ist für übergewichtige Hypertoniker die effektivste blutdrucksenkende Therapie überhaupt: Mit jedem Kilogramm weniger an Körpergewicht sinkt der Blutdruck um 2 bis 3 mmHg systolisch und diastolisch, d.h. bei fünf Kilogramm Gewichtsreduktion kommt es im Durchschnitt zu einer Blutdrucksenkung von ca. 10 bis 15 mmHg systolisch und diastolisch. Eine Steigerung der körperlichen Aktivität in Form von Ausdauertraining, also möglichst viel Bewegung, wirkt sich ebenfalls günstig auf den Blutdruck aus, insbesondere auf den Blutdruck unter Belastung. Krafteinsatz führt zu sehr schnellen, drastischen Blutdruckerhöhungen, daher sind Kraftsportarten für Hypertoniker nicht geeignet. Ideal sind hingegen Wandern, Laufen, Fahrradfahren in der Ebene. Der Effekt auf den Blutdruck zeigt sich bereits nach vier bis sechs Wochen regelmäßigen Ausdauertrainings von ca. 40 Minuten jeden zweiten Tag. Gerade die Kombination aus Gewichtsabnahme und erhöhter körperlicher Aktivität führt zu einer deutlichen Blutdrucksenkung.

Gewicht abzunehmen kann sich lohnen.

Gewicht abbauen und die körperliche Aktivität steigern.

Weniger Kochsalz nützt allen Hypertonikern

Die Einschränkung des Salzkonsums ist insbesondere Hypertonikern zu empfehlen, die eine erbliche Belastung haben, d.h. aus einer Hypertonikerfamilie stammen. Allerdings profitieren auch alle Hypertoniker, die Medikamente zur Blutdrucksenkung einnehmen, von einer Kochsalzreduktion, da alle blutdrucksenkenden Medikamente besser wirken, wenn weniger Salz konsumiert wird – oder anders ausgedrückt: Eine erhöhte Kochsalzzufuhr führt zur Abschwächung der blutdrucksenkenden Wirkung. Sinnvoll ist eine Kochsalzreduktion auf ca. fünf Gramm pro Tag.

Frische Lebensmittel sind salzarm und kaliumreich.

Da 80 % des Kochsalzes in der Nahrung in versteckter Form, nämlich in vorgefertigten Lebensmitteln (Brot, Käse, Wurst, Konserven, Tiefkühlfrost usw.) vorkommen, kommt der Auswahl der Lebensmittel beim Einkauf eine große Bedeutung zu. Wenn Sie auf salzige Wurst und Käse, auf Konserven, Tiefkühlkost usw. verzichten und möglichst frische Lebensmittel verwenden, können Sie sich sehr viel Salz »ersparen«. Gleichzeitig steigern Sie die Kaliumzufuhr, was sich günstig auf den Blutdruck auswirkt, da Kalium als Gegenspieler zum Kochsalz auftritt und blutdrucksenkend wirkt. Die durchschnittliche Kaliumzufuhr ist im Gegensatz zur Kochsalzzufuhr meistens zu gering. Kalium ist insbesondere in Hülsenfrüchten und Kartoffeln enthalten, beides hervorragende Lebensmittel mit hohem Nährwert, vielen Ballaststoffen und wenigen Kalorien.

Gönnen Sie sich ausreichend Ruhe und Erholung.

Entspannung und Stressbewältigung sind für Hypertoniker zwei sehr wichtige therapeutische Aspekte. Hypertoniker sollten allgemein auf ausreichend Schlaf, Erholung, Freizeit, Urlaub und Entspannung achten. (Mehr zu Entspannungstechniken und Stressbewältigung siehe S. 122 ff. und 116 ff.) Hypertoniker sollten den Alkoholkonsum auf maximal 30 Gramm pro Tag (zwei Glas Bier oder ein Viertel Wein) beschränken. Insbesondere bei ständigem hohen Alkoholkonsum und schwerer Hypertonie ist Alkoholabstinenz die sinnvollste therapeutische Maßnahme. Kaffee ist übrigens weder für Hypertoniker noch für Herzinfarktpatienten verboten. Auch auf koffeinhaltige Produkte muss nicht verzichtet werden.

Medikamente wirken nur auf die Symptome des Bluthochdrucks

Für die medikamentöse Therapie der Hypertonie steht heute eine breite Palette von gut wirksamen und nebenwirkungsarmen Medikamenten zur Verfügung. Im Gegensatz zu den nichtmedikamentösen Maßnahmen ist die medikamentöse Therapie nach wie vor eine symptomatische Therapie, d.h. sie greift nicht an den tatsächlichen Ursachen des hohen Blutdrucks an. Das bedeutet, dass der Blutdruck nur so lange gut eingestellt ist, solange er auch tatsächlich behandelt wird bzw. die Medikamente eingenommen werden. Die Auswahl des richtigen Medikamentes ist nicht immer einfach, deswegen muss der Arzt auch gelegentlich ausprobieren, welches Medikament den Blutdruck am besten senkt bzw. welche Kombination von blutdrucksenkenden Medikamenten am wirkungsvollsten ist. Von großem Vorteil ist, dass alle antihypertensiven Medikamente grundsätzlich miteinander kombiniert werden können. Dies ist auch häufig erforderlich, da viele Hochdruckpatienten mit einer einzigen Substanz alleine nicht ausreichend behandelt werden können. Die antihypertensive Therapie ist im Prinzip eine Dauertherapie, für viele Menschen auch eine lebenslange Therapie.

Medikamente müssen sorgfältig ausgewählt und regelmäßig eingenommen werden.

Die Medikamente müssen regelmäßig und täglich eingenommen werden, da kein Medikament länger als 24 Stunden wirkt. Wichtig ist auch, die morgendliche Dosis der blutdrucksenkenden Medikamente so früh wie möglich, am besten schon im Bett einzunehmen, um möglichst frühzeitig von der blutdrucksenkenden Wirkung zu profitieren: Am frühen Morgen nach dem Aufstehen ist der Blutdruck besonders hoch und gleichzeitig die Wirkung der Medikamente vom Vortage nur noch sehr gering. Durch unzureichende Hinweise in den Beipackzetteln (gewöhnlich wird die Einnahme nach dem Frühstück empfohlen) kann es zu deutlichen Verzögerungen der blutdrucksenkenden Wirkung am Morgen kommen: Wenn z.B. die Medikamente erst 1 bis 1½ Stunden nach dem Aufstehen eingenommen werden, kann es sein, dass der Blutdruck 2 bis 2½ Stunden unzureichend behandelt ist, weil die Therapie nicht früh genug am Morgen begonnen wurde und die blutdrucksenkende Wirkung nicht

Die ersten Tabletten müssen unbedingt frühmorgens eingenommen werden.

Tab. 7: Blutdruck senkende Medikamente

Substanzgruppe	Wirkmechanismus	Nebenwirkungen	Bemerkungen
ACE-Hemmer	vermindern die Bildung von Angiotensin (Blutdruck steigerndes Hormon)	Husten, Schwindel, selten Hautausschlag, Geschmacksstörungen	gute Verträglichkeit, sehr gute Wirkung bei Herzinsuffizienz und Diabetes mit Hypertonie
AT_1-Blocker	wirken ähnlich wie ACE-Hemmer	weniger Nebenwirkungen als ACE-Hemmer, insbesondere weniger Husten	eine relativ neue, sehr verträgliche Substanzklasse
Beta-Blocker	blocken die Katecholaminrezeptoren (Bindungsstellen für die Stresshormone) in verschiedenen Organen (Herz, Niere, und Gefäße)	Schwindel, Pulssenkung, Schwäche bei stärkerer Belastung, kalte Hände und Füße, Sexualfunktionsstörungen	sicher, gute Langzeiterfahrung, erfolgreich auch z. B. bei Angina pectoris, Migräne und zur Senkung einer erhöhten Pulsfrequenz
Diuretika	erhöhte Wasser- und Salzausscheidung	Schwäche, Schwindel, evtl. Kalium-, Magnesiumverluste (Muskelkrämpfe), evtl. ungünstig bei Zucker und Fettstoffwechselstörung, Sexualfunktionsstörungen	sehr sichere Medikamente, Langzeiterfahrung, gute Kombinationsmöglichkeit mit allen anderen Blutdruckmedikamenten, evtl. Kaliumausgleich nötig
Kalziumblocker	blockiert die blutdrucksteigernde Wirkung von Kalzium an den Blutgefäßen	Schwindel, Wassereinlagerungen, Gesichtsröte, Wärme, Verstopfung	es gibt viele unterschiedlich wirkenden Substanzen
Alpha-Blocker	Blutdrucksenkung durch Gefäßerweiterung	Herzklopfen, Schwindel, verstopfte Nase, Sexualfunktionsstörungen	sollte nicht allein gegeben werden, wird »kombiniert« bei schwerer Hypertonie
Dihydralazin	Gefäßerweiterung	Herzklopfen, Kopf-, Magenschmerzen, Fieber	wird gewöhnlich nur in Kombination mit anderen Blutdruckmitteln gegeben

Fortsetzung Tabelle 7

Substanzgruppe	Wirkmechanismus	Nebenwirkungen	Bemerkungen
Reserpin Clonidin Guanethidin	u. a. dämpfende zentralnervöse (Gehirn) Wirkung, daher werden diese Substanzen heute nur noch sehr selten eingesetzt; hohe Nebenwirkungsrate; wegen der Wassereinlagerung müssen sie mit Diuretika kombiniert werden		
alpha-Methyldopa	(siehe Reserpin und Clonidin)		gute Erfahrungen bei Schwangerschaftshypertonie

früh genug eingesetzt hat. Über die Bedeutung des hohen Blutdruckes am frühen Morgen für den Herzinfarkt wurde bereits berichtet (siehe S. 43)!

Den Blutdruck selbst messen

Die Blutdruckselbstmessung sollte am besten zunächst mit dem Arzt bzw. der Sprechstundenhilfe in der Praxis eingeübt werden. Prinzipiell sollte die Blutdruckmessung in Ruhe erfolgen, d.h. nach ca. fünfminütigem Sitzen. Die Blutdruckmessung sollte wegen der besseren Vergleichbarkeit möglichst immer zur gleichen Tageszeit stattfinden, zum Beispiel morgens nach dem Aufstehen und abends vor dem Abendessen.

Natürlich können auch Blutdruckmessungen in besonderen Situationen, etwa nach körperlicher Anstrengung, bei Aufregung oder bei Beschwerden wegen Schwindel oder Kopfschmerzen erfolgen, um besseren Einblick in die persönliche Blutdrucksituation zu bekommen. Wie bereits beschrieben, ist ein Blutdruckanstieg eine klassische Stressreaktion, die sehr schnell erfolgt und mit der Blutdruckselbstmessung relativ einfach erfassbar ist.

Die Blutdruckselbstmessung ist besonders hilfreich, wenn eine blutdrucksenkende Therapie begonnen bzw. geändert wurde. Sie empfiehlt sich zur Kontrolle des therapeutischen Effektes – sowohl der Medikamente als auch der nichtmedikamentösen Maßnahmen. Darüber hinaus gewin-

Selbstmessen hilft, mehr Gefühl für den eigenen Blutdruck zu entwickeln.

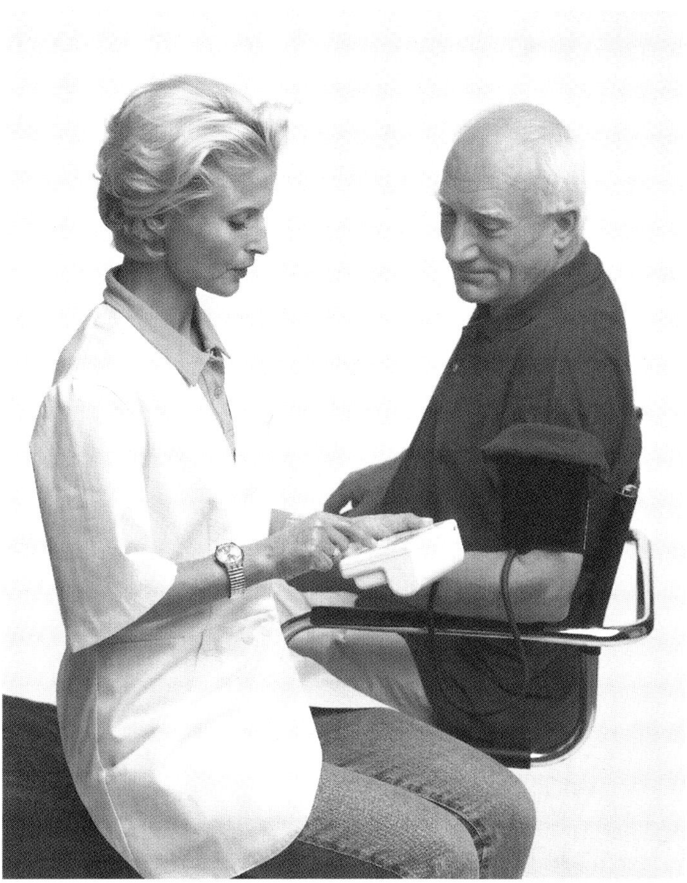

Die Arzthelferin erklärt Ihnen gern den richtigen Umgang mit dem Blutdruckmessgerät.

nen Sie mit häufigen Blutdruckmessungen an verschiedenen Tagen (Alltagsbedingungen, Wochenende oder Urlaub) und zu verschiedenen Zeitpunkten unter verschiedenen Bedingungen sehr viel besseren Einblick in Ihre individuelle Blutdruckreaktion.

Bei der Erstuntersuchung beim Arzt sollte an beiden Armen gemessen werden. Ergeben sich dabei größere Unterschiede, sollte unabhängig von der Ursache der Seitendifferenz später stets an dem Arm mit dem höheren Blutdruck gemessen werden.

So messen Sie Ihren Blutdruck richtig

1. **Messung mit Oberarmmanschette**
   Die Manschette sollte beim Anlegen luftleer sein und eng anliegend, ungefähr zwei Zentimenter oberhalb der Ellenbeuge, platziert werden. Die Messung sollte in entspannter Haltung erfolgen, wobei der Arm zum Beispiel auf einen Tisch oder auf eine Sessellehne gelegt werden kann. Bei den oszillometrisch messenden Geräten (Geräten, bei denen kein Mikrophon gebraucht wird) kann der Arm auch einfach locker herabhängen. Die Blutdruckmessung sollte ungefähr in Herzhöhe erfolgen (das entspricht in etwa dem unteren Brustbeinrand). Da bei der auskultatorischen Messung das Mikrophon am unteren Ende der Manschette sitzt, muss zum Ausgleich auf die Herzhöhe der Arm leicht nach vorn unterstützt werden (durch Auflegen auf den Tisch oder die Armlehne), während bei der oszillometrischen Methode die Blutdruckmessung über die gesamte Manschette erfolgt.
   Hinsichtlich der Handhabung der Geräte und der Aufpumphöhe geben die Gebrauchsanweisungen der einzelnen Geräte Auskunft.
2. **Messung am Handgelenk**
   Bei der Messung am Handgelenk muss noch genauer darauf geachtet werden, dass sich das Handgelenk ungefähr in Herzhöhe befindet. Daher ist der Arm etwas höher zu lagern als bei der Oberarmmessung. Manche Gerätehersteller vertreiben mit ihren Geräten ein aufblasbares Kissen, auf das der Arm gelegt werden kann.
3. **Normwerte**
   Für die Blutdruckselbstmessung in Ruhe gelten etwas niedrigere Normalwerte als beim Arzt oder in der Klinik: 135/85 mmHg.
   Alle Blutdruckwerte sollten möglichst in einem Blutdruckpass übersichtlich notiert werden und bei Bedarf mit dem Hausarzt besprochen werden.
   Bei Herzrhythmusstörungen kann die Blutdruckmessung problematisch sein: Sprechen Sie mit Ihrem Hausarzt!

Blutdruck messen ist ganz einfach.

Diabetes: Optimale Zuckereinstellung ist möglich

Bei Diabetikern treten arteriosklerotische Gefäßveränderungen häufiger, zeitiger und stärker in Erscheinung als bei Menschen mit gesundem Stoffwechsel. Diabetiker sind ganz besonders herzinfarktgefährdet. Erstaunlicherweise wissen über 50 % der Diabetiker, die einen Herzinfarkt erleiden, über diese Zusammenhänge nach wie vor nicht Bescheid. Das Besondere ist, dass bei Diabetikern aufgrund der diabetischen Nervenstörung (die unter anderem die Schmerzempfindung abschwächt) ein Herzinfarkt vollkommen asymptomatisch, also ohne irgendwelche Beschwerden, auftreten kann.

Diabetiker können einen Herzinfarkt erleiden, ohne es zu merken.

Was ist Diabetes?

Der Begriff »Diabetes« stammt aus dem Altertum und heißt aus dem Griechischen übersetzt »Durchfließen«. Man beobachtete damals die übermäßige Harnausscheidung von Zuckerkranken. Als man feststellte, dass der Harn süß ist, sprach man von Diabetes mellitus (= »honigsüßer Durchfluss« oder »Zuckerharnruhr«). Erst mit der Möglichkeit der Blutzuckerbestimmung gegen Ende des 19. Jahrhunderts fand man, dass bei Zuckerkranken auch der Blutzuckerspiegel erhöht ist. Der Diabetes war früher eine seltene Erkrankung, gehört heute als so genannte Zivilisationskrankheit jedoch zu den häufigsten (an zweiter Stelle nach der Hypertonie).

Hoher Zucker schädigt Nerven und Gefäße.

Hoher Blutzucker führt auf Dauer zu schweren Gefäß- und Nervenschädigungen. Die Herzkranzgefäße sind dabei besonders gefährdet. Der hohe Blutzucker ist bei den verschiedenen Diabetesformen Folge eines relativen oder absoluten Insulinmangels. Insulin wird in der Bauchspeicheldrüse gebildet und regelmäßig – besonders jedoch nach einer Mahlzeit – in die Blutbahn ausgeschüttet, um die Zuckermoleküle als Energielieferanten in die Körperzelle aufnehmen zu können. Insulin wirkt dabei wie ein Schlüssel. Fehlt nun Insulin oder ist es nicht in ausreichender Menge vorhanden, so können die Körperzellen den als Brennstoff benötigten Zucker nicht aus dem Blut aufnehmen, und es kommt zu gefährlichen Stoffwechselstörungen.

Welche Ursachen hat Diabetes?

Beim Diabetes Typ 1, der vorwiegend im jugendlichen und jungen Erwachsenenalter auftritt, besteht ein absoluter Insulinmangel, da durch Zerstörung der entsprechenden Bauchspeicheldrüsenzellen kein Insulin mehr produziert wird und es darum vollständig durch künstliches Insulin ersetzt werden muss. Beim so genannten Altersdiabetes oder Diabetes Typ 2 besteht ein relativer Insulinmangel, d.h. das noch vorhandene Insulin reicht nicht aus, um den Blutzucker zu senken und den Stoffwechsel zu regulieren.

Ursachen für den Diabetes Typ 2 sind insbesondere Übergewicht und Bewegungsmangel. Beide Formen des Diabetes kommen familiär gehäuft vor; man kann also annehmen, dass es eine Veranlagung dafür gibt, wobei die Anlage für den Typ 1 viel seltener vererbt wird als die Anlage für den Typ 2. Beim Typ 1 spielen entzündliche Faktoren, immunologische Prozesse und Stressfaktoren als Auslöser eine Rolle.

Wie wird Diabetes festgestellt?

Der Normbereich des Blutzuckers beträgt nüchtern, d.h. morgens vor dem ersten Frühstück, zwischen 60 und 110 Milligramm pro Deziliter Blut (abgekürzt mg/dl). Die Blutzuckerkonzentration kann jedoch auch in Millimol pro Liter Blut angegeben werden (abgekürzt mmol/l); dann liegt der Normbereich bei 3,3 bis 6,1 mmol/l. Etwa ein bis zwei Stunden nach der Nahrungsaufnahme steigt der Blutzuckerspiegel an, aber gewöhnlich nicht über 140 mg/dl (7,8 mmol/l).

Die Werte von Blutzucker und Harnzucker sind für den Diabetiker wichtig.

Steigt der Blutzucker zu hoch an, wird ein Teil dieses überschüssigen Zuckers über die Nieren ausgeschieden, und es erscheint der so genannte Harnzucker (normalerweise ist der Harn zuckerfrei). Der Blutzuckerwert, bei dem es zur Ausscheidung von Harnzucker kommt, heißt Nierenschwelle. Diese liegt zumeist zwischen 160 und 180 mg/dl (9 bis 10 mmol/l). Gleichzeitig mit der Zuckerausscheidung vermehrt

Blutzucker und Harnzucker können einfach selbst gemessen werden.

sich die Harnmenge, da der Zucker Wasser bindet und aus dem Körper mitzieht. So erklären sich die Beschwerden des unbehandelten Diabetikers: häufiges und reichliches Wasserlassen, Durst, Müdigkeit, Abgeschlagenheit, Leistungsschwäche, trockene Haut und Juckreiz. Sowohl der Blutzucker als auch der Harnzucker können heute mit einfachen Teststreifen, den so genannten Stix, auch vom Patienten selbst gemessen werden.

Während der Blutzucker immer nur über die aktuelle Stoffwechsellage (im Bereich von ein bis zwei Stunden) Auskunft gibt, lässt der so genannte $HbA1_c$-Wert eine Beurteilung der mittleren Blutzuckerlage über einen Zeitraum von vier bis sechs Wochen zu. Beim $HbA1_c$ handelt es sich um eine chemische Verbindung zwischen Zucker und dem roten Blutfarbstoff (Hämoglobin). Der Anteil des verzuckerten Hämoglobins, also der $HbA1_c$-Wert, liegt normalerweise im Bereich von vier bis sechs %.

Tab. 3: Behandlungsziele bei Diabetes

Diabetes Typ 1	Diabetes Typ 2
Nüchternblutzuckerwerte 80–120 mg/dl (4,4–6,7 mmol/l)	Nüchternblutzuckerwerte unter 120–140 mg/dl (6,7–7,8 mmol/l)
2 Stunden nach der Mahlzeit unter 140–160 mg/dl (7,8–8,9 mmol/l)	2 Stunden nach der Mahlzeit unter 160–180 mg/dl (8,9–10 mmol/l)
$HbA1_c$-Wert unter 7 %	$HbA1_c$-Wert unter 8 %

Wie wird Diabetes behandelt?

Der Diabetiker vom Typ 1 braucht Insulin.

Beim insulinpflichtigen Diabetes Typ 1 ist selbstverständlich die Insulinbehandlung unverzichtbar. Die Ernährungstherapie spielt hier eine untergeordnete Rolle (außer bei übergewichtigen Patienten, bei denen eine Gewichtsreduktion anzustreben ist).

Ganz anders sieht es beim so genannten Altersdiabetes aus, dessen Ursachen gerade in der Fehlernährung und im Übergewicht liegen. Hier ist eine Heilung alleine durch Gewichtsabnahme, Ernährungsumstellung und Steigerung der körperlichen Aktivität möglich. Deswegen stehen diese Maßnahmen auch ganz im Vordergrund der Therapie. Gelingt es nicht, den Zucker auf diese Weise ausreichend einzustellen, können Medikamente (so genannte orale Antidiabetika) beim Diabetes Typ 2 eingesetzt werden. Für die Diabetestherapie steht eine Reihe von Substanzen zur Verfügung, deren Wirkung sehr unterschiedlich sind. In schweren Fällen versagen selbst die Diabetesmedikamente, und es muss auch beim Altersdiabetes Insulin gespritzt werden. Oft entscheiden nur wenige Kilogramm mehr oder weniger darüber, ob Tabletten ausreichen oder Insulin gespritzt werden muss. Darüber hinaus genügt häufig alleine eine Gewichtsnormalisierung, um den Zuckerstoffwechsel zu normalisieren, so dass der Diabetes wieder vollständig verschwindet.

Bei Altersdiabetes können allgemeine Maßnahmen und Medikamente ausreichend sein.

Der wichtigste Grundsatz für die Ernährung bei Diabetes ist: Alle schnell verwertbaren Kohlenhydrate vermeiden. Dies sind Zucker (Rohr- und Rübenzucker), Traubenzucker, Malzzucker, Honig und alle Nahrungsmittel, Speisen und Getränke, die damit gesüßt sind. Eine günstige Wirkung auf den Zuckerstoffwechsel üben so genannte komplexe Kohlenhydrate aus – besonders in Form ballaststoffreicher Nahrungsmittel (Kartoffeln, Hülsenfrüchte, Reis usw.). Außerdem sollte die Fettaufnahme eingeschränkt werden; das gilt vor allem für übergewichtige Diabetiker, da Fett den höchsten Kalorienanteil enthält. Eiweiß sollte ausreichend, aber nicht übermäßig zugeführt werden (ca. 15 % der Nahrungsaufnahme).

Für insulinpflichtige Diabetiker gilt: Je häufiger Insulin über den Tag in kleinen Mengen gespritzt wird, um so günstiger ist die Wirkung auf das Blutzuckerniveau. Es stehen inzwischen eine Vielzahl von verschiedenen Insulinen und Spritztechniken bis hin zur Insulinpumpe zur Verfügung. So gelingt es heute, die natürliche Insulinproduktion eines gesunden Organismus nachzuahmen und eine optimale Zuckereinstellung zu erreichen.

Bei vielen Diabetikern ist gleichzeitig der Fettstoffwechsel gestört, insbesondere wenn der Zuckerstoffwechsel nicht optimal eingestellt ist. Dies bedeutet ein zusätzliches Risiko für die Herzkranzgefäße. Häufig normalisiert sich mit der Verbesserung des Zuckerstoffwechsels auch der Fettstoffwechsel. Bei manchen Patienten muss die Fettstoffwechselstörung – unter Umständen jedoch zusätzlich auch mit Medikamenten – behandelt werden.

Diabetikerschulung – ein wichtiger Teil der Therapie

Dabei handelt es sich um ein strukturiertes Schulungsprogramm, welches in spezialisierten Kliniken, Diabeteszentren oder auch in spezialisierten Arztpraxen durchgeführt werden kann. Die Patienten werden dort über alle Aspekte der Zuckerkrankheit und deren Behandlung aufgeklärt und erfahren gleichzeitig, was sie mit Bewegungstherapie, Gewichtsreduktion und gesunder Ernährung erreichen können. Es ist inzwischen sehr gut belegt, dass so geschulte Diabetiker eine wesentlich bessere Stoffwechseleinstellung erreichen und im Vergleich zu nicht geschulten Patienten eine günstigere Prognose haben.

Geschulte Diabetiker sind besser eingestellt.

Ziehen Sie die Fettbremse

Neben der Störung des Zuckerstoffwechsels beim Diabetes haben die verschiedenen Fettstoffwechselstörungen eine große Bedeutung für die koronare Herzerkrankung bzw. den Herzinfarkt. Die Zusammenhänge im Fettstoffwechsel sind sehr komplex, und es ist nicht einfach, die verschiedenen Störungen zu verstehen: Cholesterin ist nicht gleich Cholesterin, und es gibt weitere Fette bzw. fettähnliche Stoffe, zum Beispiel Triglyceride und Lipoprotein (a), die für Gefäßschäden von Bedeutung sind.

Der Zusammenhang zwischen den Nahrungsfetten und Herzinfarkt lässt sich nicht abstreiten.

Der Weg der Fette im Körper

Fette sind eine wichtige Energiequelle für den Organismus. Allerdings ist der durchschnittliche Fettkonsum in der modernen Gesellschaft zu hoch. Wenn die Fettspiegel durch Überernährung und Übergewicht im Blut ansteigen, weil der Fettstoffwechsel gestört ist, können sich die Fette in den Gefäßwänden, insbesondere den Herzkranzgefäßen, ablagern und die Arteriosklerose beschleunigen. Da Fett nicht wasserlöslich ist (Blut besteht zum größten Teil aus Wasser), werden die Fette und das Cholesterin an spezielle Eiweißstoffe gebunden, die den Transport im Blut zu den Organen gewährleisten. Dieses fein abgestimmte Transportsystem kann nur funktionieren, wenn nicht zu viel Fett in die Blutbahn gelangt.

Mit der Nahrung zugeführte Fette werden verdaut, über den Darm aufgenommen und gelangen zur Leber. Hier werden sie sozusagen mit Eiweißen (Proteinen) verpackt und auf den Weitertransport zu den Organen vorbereitet. Cholesterin spielt für den Transport aus der Leber ebenfalls eine wichtige Rolle. Das meiste Cholesterin stammt übrigens nicht aus der Nahrung, sondern wird von der Leber selbst produziert, um den körpereigenen Bedarf zu decken. Cholesterin ist als Zellbaustein und als Grundgerüst für viele Hormone eine lebensnotwendige Substanz. Es verbindet sich mit den aus der Nahrung aufgenommenen Fetten und Eiweißmolekülen zu wasserlöslichen Komplexen (den so genannten Lipoproteinen), die mit dem Blut transportiert werden können.

Zum Transport werden Fette und Cholesterin an Eiweißstoffe gebunden.

Wird zu viel Fett über die Nahrung aufgenommen, so wird dadurch auch die Fettproduktion in der Leber gesteigert und das überschüssige Fett, das die Organe nicht benötigen, in Fettdepots (am Bauch) gespeichert. Diese Fettdepots sind jedoch für den gesamten Fett- und auch Zuckerstoffwechsel auf Dauer sehr belastend. Sie stellen ein großes Reservoir dar, aus dem ständig zuviele Fette wieder zurück in die Blutbahn gelangen.

Cholesterin und Co.

Cholesterin besteht aus mehreren Anteilen mit ganz unterschiedlicher Funktion und Wirkung auf die Gefäße; eingeteilt werden die Lipoproteine nach ihrer Dichte. Das LDL-Cholesterin bezeichnet man auch als »schlechtes« Cholesterin, weil es für die eigentliche Gefäßschädigung verantwortlich ist. LDL ist die Abkürzung für die englische Bezeichnung *Low Density Lipoprotein* (Lipoprotein mit niedriger Dichte). Das so genannte »gute« Cholesterin ist dagegen das HDL-Cho-

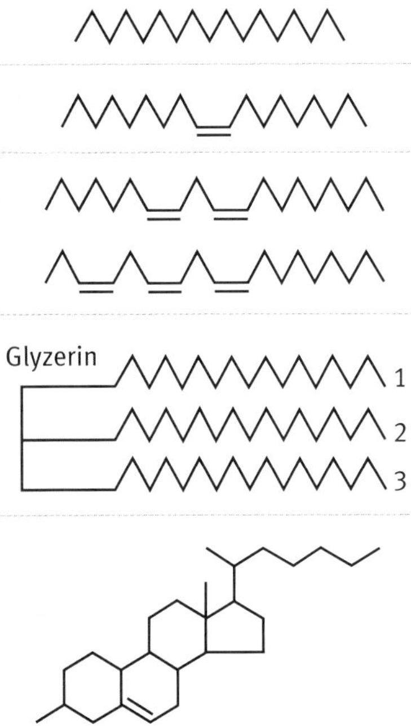

gesättige Fettsäure: in tierischen Nahrungsmitteln

einfach ungesättigte Fettsäure, Oliven-, Erdnuss-, Raps- Distelöl (z.B. Ölsäure)

mehrfach ungesättigte Fettsäure in Getreidekeimöl, Distel-, Raps-, Sojaöl, Blattgemüse, Linsen, Walnüsse, Fisch (z.B. Linolsäure oder Linolensäure)

Glyzerin + 3 Fettsäuren = Triglyzerid; Transport- und Speicherform der Fettsäuren

Cholesterin: in Eigelb, fettem Fleisch und Milchprodukten, fettem Fisch, Schalen- und Krustentieren

Verschiedene Nahrungsfette. Chemische Struktur.

Viel LDL- und wenig HDL-Cholesterin bedeuten ein hohes Risiko für Ihre Gefäße.

lesterin (*High Density Lipoprotein* oder Lipoprotein mit hoher Dichte), welches die aggressiven LDL-Partikel aus der Gefäßwand wieder zurück zur Leber transportieren kann. Je höher das LDL- und je niedriger das HDL-Cholesterin, um so größer ist das Gefäßrisiko. Umgekehrt bedeutet das, je niedriger das LDL- und je höher das HDL-Cholesterin, um so größer ist der Schutz vor einer »Verfettung« der Gefäße. Mit der Höhe des LDL-Cholesterins steigt proportional das Herzinfarktrisiko (siehe Tab. 1, S. 32 f.). Das LDL-Cholesterin befördert Cholesterin zu den Organen und enthält den höchsten Anteil des Cholesterins im Blut. HDL-Cholesterin kann in der Gefäßwand abgelagertes Cholesterin wieder aufnehmen und zur Leber zurücktransportieren. Dort wird es wieder abgebaut. Hohe HDL-Werte bedeuten einen Schutzfaktor vor Herzinfarkt. Frauen sind unter anderem deshalb in jüngeren Jahren besser vor Herzinfarkt geschützt, weil sie deutlich höhere HDL-Werte aufweisen als ältere Frauen oder gleichaltrige Männer.

Neben dem Cholesterin bzw. den verschiedenen Cholesterinfraktionen haben vor allen Dingen die Neutralfette (Triglyzeride) eine Bedeutung für die Arteriosklerose, wenn auch nicht in dem Ausmaße wie etwa das LDL-Cholesterin. Allerdings scheint gerade die Kombination aus hohen Triglyzeridwerten und niedrigem HDL-Cholesterin, wie man es typischerweise bei Übergewicht findet, eine Risikokonstellation für die Arteriosklerose darzustellen.

Die Triglyzeride bestehen aus Fettsäuren (siehe Abbildung, S. 84). Es gibt gesättigte, einfach ungesättigte und mehrfach ungesättigte Fettsäuren. Ungesättigte Fettsäuren, die vor allem in pflanzlichen Fetten und Ölen vorkommen, haben eine Schutzwirkung auf die Gefäße. Dagegen beschleunigen gesättigte Fettsäuren, die überwiegend aus tierischen Nahrungsmitteln stammen, die Arteriosklerose. Unsere Durchschnittskost hat ein ungünstiges Verhältnis von ungesättigten und gesättigten Fettsäuren.

Gesättigte, einfach ungesättigte und mehrfach ungesättigte Fettsäuren.

Tab. 4: Nahrungsmittel mit hohem Cholesteringehalt

Nahrungsmittel	Cholesterin (mg pro 100 g)
Kalbshirn	2.000
Hühnereidotter	1.650 (etwa 5 Eier)
Kalbsleber	360
Kalbsniere	335
Butter	240
Mayonnaise (80 % Fett)	140
Schlagsahne (30 % Fett)	110
Doppelrahmfrischkäse	105
Speck (durchwachsen)	90

Es wird also klar, dass die Bestimmung des Gesamtcholesterins alleine zur Risikoabschätzung nicht ausreicht. Die alleinige Bestimmung des Gesamtcholesterins kann sogar in einzelnen Fällen zu krassen Fehleinschätzungen führen: Wenn zum Beispiel (insbesondere bei Frauen) der HDL-Cholesterin-Anteil sehr hoch und der LDL-Anteil normal ist, kann das Gesamtcholesterin über der Normgrenze liegen,

Es genügt nicht, nur den Gesamtcholesterinwert zu betrachten.

stellt aber natürlich kein Risiko dar. Ganz im Gegenteil, diese Konstellation ist sehr günstig und sollte selbstverständlich nicht behandelt werden. Tabelle 5 gibt Auskunft über die Normalwerte bzw. Zielwerte für die einzelnen Parameter.

Tab. 5: Zielwerte der Fettstoffwechselparameter

	wenn kein weiterer Risikofaktor* vorliegt		wenn weitere Risikofaktoren vorliegen		nach Herzinfarkt bzw. bei koronarer Herzkrankheit	
	mg/dl	mmol/l	mg/dl	mmol/l	mg/dl	mmol/l
Gesamt-Cholesterin	unter 250	unter 6,5	unter 200	unter 5,0	unter 180	unter 4,5
LDL-Cholesterin	unter 160	unter 4,0	unter 130	unter 3,5	unter 100	unter 2,5
HDL-Cholesterin	über 40	über 1,0	über 40	über 1,0	über 40	über 1,0
LDL/HDL	unter 4		unter 3		unter 2	
Triglyzeride	unter 200	unter 2,5	unter 200	unter 2,5	unter 200	unter 2,5

* z.B. Diabetes, Hypertonie, Übergewicht (siehe S. 32)

Wann soll behandelt werden?

Wie weit muss das Cholesterin gesenkt werden?

Wenn kein weiterer Herzinfarkt-Risikofaktor (Hypertonie, Rauchen usw.) vorhanden ist, so ist ein LDL-Cholesterinwert von 160 mg/dl noch nicht behandlungsbedürftig. Sind zusätzliche Risikofaktoren vorhanden, ist es ratsam, das LDL-Cholesterin durch eine Behandlung (Ernährungsumstellung bzw. Medikamente) auf unter 130 mg/dl zu senken. Ist bereits ein Herzinfarkt eingetreten, sollte das LDL-Cholesterin noch stärker bis in den Bereich unter 100 mg/dl gesenkt werden, da Herzinfarktpatienten von einer drastischen Cholesterinsenkung besonders profitieren, um einen erneuten Infarkt zu vermeiden. Werden neben einem erhöhten LDL-Cholesterin gleichzeitig ein niedriges HDL-Cholesterin und erhöhte Triglyzeridwerte gemessen, so ist eine Behandlung noch dringlicher als bei isolierter Erhöhung des LDL.

Man kann auch die LDL- und HDL-Cholesterinwerte in Beziehung setzen, um einen weiteren Risikoparameter zu errechnen (Abbildung, S. 88): Normalerweise sollte der Quotient aus LDL und HDL (der LDL-Wert geteilt durch den HDL-Wert) kleiner als 4 sein. Sind weitere Risikofaktoren wie Rauchen, hoher Blutdruck, Diabetes usw. vorhanden, sollte dieser Quotient jedoch 3 nicht überschreiten. Ist bereits ein Herzinfarkt vorhanden, sollte der Quotient sogar unter 2 liegen.

Beispiele

Das Verhältnis von »schlechtem« zu »gutem« Cholesterin

Ein 52jähriger Mann sollte nach einem Herzinfarkt auch bei einem LDL-Cholesterin von 150 mg/dl medikamentös behandelt werden, wenn der Wert durch Gewichtsabnahme und Ernährungsumstellung alleine nicht auf ca. 100 mg/dl gesenkt werden kann.

Andererseits würde man einen Mann gleichen Alters mit dem gleichen LDL-Wert, aber ohne koronare Herzkrankheit bzw. Herzinfarkt nicht behandeln, es sei denn, er hätte zusätzlich erhöhte Triglyzeridwerte (z.B. 280 mg/dl) und ein niedriges HDL-Cholesterin (unter 40 mg/dl). Ist dieser Mann übergewichtig, sollte zunächst durch eine Gewichtsabnahme versucht werden, die Werte zu normalisieren.

Eine 48jährige Frau kann hohe Cholesterinwerte haben (etwa ein Gesamtcholesterin 290 mg/dl), aber trotzdem ein niedriges Infarktrisiko, weil das gute HDL-Cholesterin relativ hoch ist (98 mg/dl) und das LDL-Cholesterin 162 mg/dl beträgt (LDL/HDL-Quotient unter 2, siehe Abbildung, S. 88).

Andererseits würde man eine 53jährige Patientin mit einem LDL-Cholesterin von 182 mg/dl und einem HDL von 42 mg/dl (Quotient: 4,3!) behandeln.

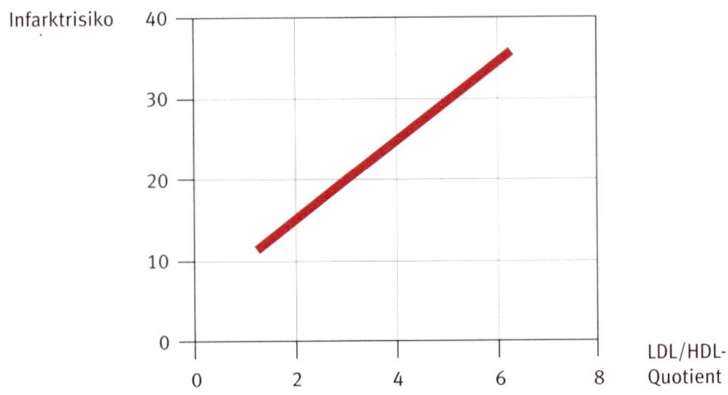

Häufigkeit von Herzinfarkt und Herztod in Abhängigkeit vom LDL/HDL-Quotienten: unter 2 bedeutet ein geringes Risiko, über 6 bedeutet ein stark erhöhtes Risiko (s. auch Text). In den nächsten fünf bis sechs Jahren sterben 30 % der Menschen mit einem LDL/HDL-Quotienten über 6, aber nur 10 bis 15 % mit einem Quotienten unter 2.

Die Beispiele zeigen, dass die Messung des Gesamtcholesterins alleine für eine differenzierte Behandlungsentscheidung insbesondere nach einem Herzinfarkt nicht ausreicht und immer eine individuelle Risiko-Nutzen-Abwägung erfolgen muss.

Lipoprotein (a)

Neben den bereits beschriebenen Fettparametern hat das so genannte Lipoprotein (a) in den letzten Jahren Bedeutung erlangt. Lipoprotein (a) wird wie andere Gemische aus Fetten (Lipiden) und Eiweißstoffen (Protein) in der Leber gebildet. Es steht allerdings in keiner engen Beziehung zu den anderen Fetten und wird so gut wie gar nicht von der Nahrungsaufnahme beeinflusst. Die Konzentration von Lipoprotein (a) wird fast ausschließlich durch eine genetische (familiäre) Anlage bestimmt. Als obere Normgrenze nimmt man einen Wert von 30 mg/dl an. Das Lipoprotein (a) wird heute noch nicht routinemäßig bei der Blutabnahme untersucht. Es sollte jedoch bestimmt werden, wenn bei Herzinfarktpatienten keiner der klassischen, oben beschriebenen Risikofaktoren gefunden werden kann.

Ernährung umstellen und Gewicht abbauen

Alle anderen Fettstoffwechselstörungen sind jedoch durch Ernährung und medikamentöse Behandlung sehr gut zu behandeln, wobei die Ernährungsumstellung und die Gewichtsabnahme immer im Vordergrund stehen, bevor Medikamente zum Einsatz kommen.

Für übergewichtige Patienten mit Fettstoffwechselstörungen ist die Gewichtsreduktion die wichtigste therapeutische Maßnahme. Durch eine Gewichtsnormalisierung gelingt es in den meisten Fällen, LDL- und Triglyceridwerte zu senken bzw. zu normalisieren und das HDL sogar anzuheben. Für alle Patienten mit Fettstoffwechselstörungen ist es wichtig, den Fettkonsum insgesamt zu reduzieren bzw. zu modifizieren: Heute decken viele Menschen die Hälfte ihres täglichen Kalorienbedarfes mit Fett. Wünschenswert ist jedoch, den Fettverzehr so einzuschränken, dass nur ein Drittel des täglichen Kalorienbedarfes aus dem Nahrungsfett gedeckt wird. Fettmodifizierte Ernährung heißt, dass anstelle von tierischen Fetten mehr pflanzliche verzehrt werden (wegen der ungesättigten Fettsäuren); auch Fisch wird empfohlen.

Was tun bei Fettstoffwechselstörungen?

- Übergewicht abbauen
- insgesamt weniger Fett
- mehr Ballaststoffe
- weniger Cholesterin
- weniger gesättigte Fettsäuren
- mehr ungesättigte Fettsäuren
- weniger Alkohol (bei erhöhten Triglyceridwerten)

Wer allerdings meint, dass er mit Diätmargarine alleine schon gesund lebt, ist nicht gut beraten. Bei erhöhtem Cholesterin sollte auch die Cholesterinzufuhr mit der Nahrung verringert werden (Cholesterin ist vor allen Dingen in fetten Fleisch- und Wurstwaren, in Innereien und im Eigelb enthalten, siehe Tab. 4, S. 85). Wenn man gleichzeitig mehr Ballaststoffe, d.h. Fasern aus Bohnen, Früchten, Getreideprodukten isst, kommt es zu einer zusätzlichen Senkung des Cholesterinspiegels, da die Aufnahme von Cholesterin im Darm durch ballaststoffreiche Kost vermindert wird. Komplexe Kohlenhydrate sind nicht nur für Diabetiker besonders geeignet, sondern auch für Patienten mit Fettstoffwechselstörungen: Kartoffeln, Hülsenfrüchte, Körner und Wurzelgemüse machen nicht dick, können aber erhöhte Blutzucker- und Cholesterinwerte senken. Patienten mit stark erhöhten Triglyceridwerten müssen unbedingt ihren Alkoholkonsum verringern.

Gelingt es mit Abnehmen und Ernährungsumstellung alleine nicht, die Blutfettwerte zu normalisieren, so liegt

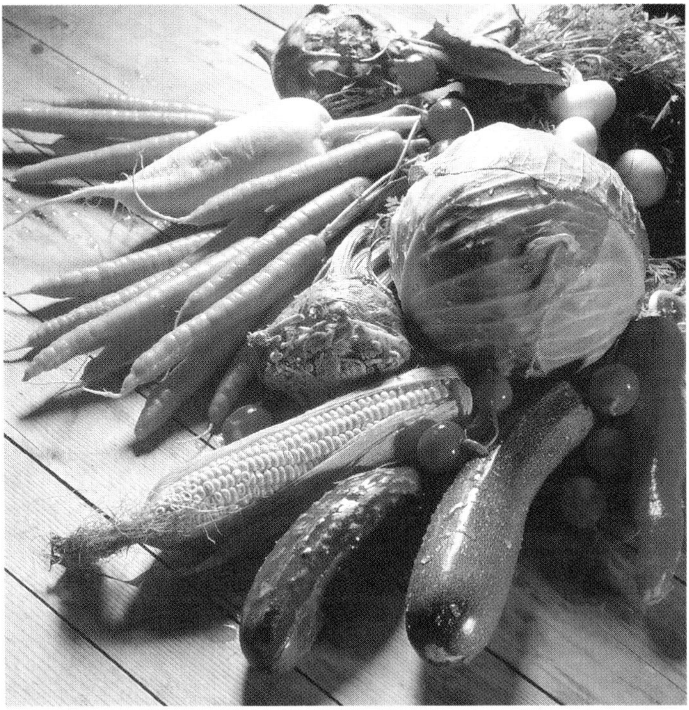

Ideal für eine fettarme und ballaststoffreiche Ernährung – das reichhaltige Gemüseangebot.

Bei Risikopatienten kommen auch Lipidsenker zum Einsatz.

wahrscheinlich eine genetische Stoffwechselstörung vor, die relativ häufig vorkommt. In diesen Fällen muss bei Risikopatienten, insbesondere bei Herzinfarktpatienten, auch eine medikamentöse Therapie durchgeführt werden. Es steht heute eine Reihe von gut wirksamen und nebenwirkungsarmen »Lipidsenkern« zur Verfügung.

Der Einsatz der verschiedenen Medikamente – »Statine« oder »Fibrate« – hängt von der Konstellation der Fettstoffwechselstörung ab. Man behandelt eine alleinige Erhöhung des LDL-Cholesterins heute meist mit einem »Statin« und eine Erhöhung der Triglyceride bevorzugt mit einem Fibrat. In schweren Fällen können verschiedene »Lipidsenker« auch miteinander kombiniert werden.

Bauen Sie Ihr Übergewicht ab

Übergewicht ist ein wichtiger Auslöser sowohl für Zucker- und Fettstoffwechselstörungen als auch für hohen Blutdruck. Somit begünstigt Übergewicht die Entstehung wichtiger anderer Herzinfarktrisikofaktoren.

Wie viel ist zu viel?

Darüber hinaus ist Übergewicht ab einem BMI (Body-Mass-Index) über 30 als eigenständiger Risikofaktor für den Herzinfarkt zu betrachten, unabhängig davon, ob weitere Risikofaktoren bestehen. Was heißt das? Zur persönlichen Risikobeurteilung reicht es heute nicht mehr, nur auf die Waage zu steigen. Körperbau, Konstitution und Fettverteilung müssen mit berücksichtigt werden.

Der Body-Mass- oder Körper-Masse-Index (BMI)

Der BMI errechnet sich aus Körpergewicht in Kilogramm geteilt durch die Körpergröße (in Meter) zum Quadrat. Er erlaubt eine individuellere Beurteilung als Gewicht und Größe allein.

$$\text{Körper-Masse-Index} = \frac{\text{Körpergewicht in Kilogramm}}{(\text{Körpergröße in Metern})^2}$$

Tab. 6: Körperfettgehalt

Alter	Männlich	Weiblich
20–29 Jahre	11,8–19,9	18,5–25,2
30–39 Jahre	15,3–22,1	20,3–27,0
40–49 Jahre	18,0–24,0	23,4–30,1
50–60 Jahre	19,8–25,6	26,6–33,1
über 60 Jahre	20,2–26,2	27,4–34,0

Normwerte Körperfettgehalt in Abhängigkeit von Alter und Geschlecht in %

Lesen Sie Ihren Body-Mass-Index ab.

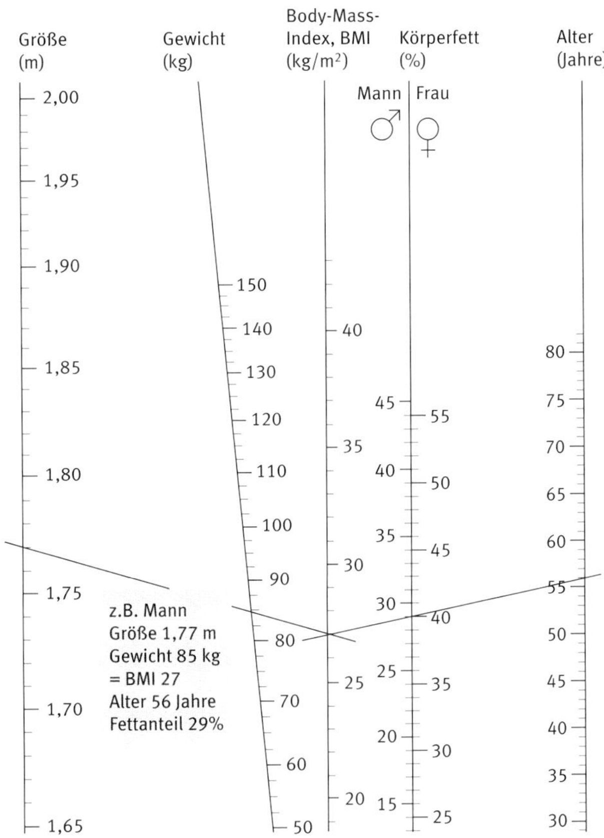

Nomogramm. Um Ihren BMI zu ermitteln, verbinden Sie bitte mit einem Lineal Ihre Größe (Linie 1) mit Ihrem Gewicht (Linie 2). Am Schnittpunkt mit Linie 3 können Sie Ihren BMI ablesen. Wenn Sie zusätzlich Ihren Körperfettanteil abschätzen wollen, dann verbinden Sie Ihren BMI mit Ihrem Alter. Am Schnittpunkt mit Linie 4 erhalten Sie den ungefähren Körperfettanteil in Prozent (Geschlecht beachten!).

Anhand der Abbildung kann der BMI einfach bestimmt werden. Insbesondere bei relativ kleinen oder sehr großen Menschen ermöglicht der BMI eine genauere Aussage als das Körpergewicht alleine. Da mit zunehmendem Alter die Bewertung des BMI großzügiger erfolgt, kann aus Tabelle 7 (siehe S. 93) eine noch genauere Auswertung unter Berücksichtigung des persönlichen Alters vorgenommen werden.

Die früheren Vorstellungen von Ideal- und Normalgewicht gelten heute als überholt. Auch das heute vielfach propagierte »Wohlfühlgewicht« kann aus medizinischen Gründen nicht akzeptiert werden; denn es gibt selbstverständlich auch Dicke, die sich mit ihrem Gewicht wohlfühlen, aber trotzdem krank sind, weil sie hohen Blutdruck oder Diabetes haben. Sie sollten abnehmen!

Von krankhaftem Übergewicht oder Adipositas sprechen wir bei einem BMI über 30. Daher ist ab einem BMI von 30 eine Gewichtsabnahme aus medizinischen Gründen dringend angeraten.

Tab. 7: Der Körper-Masse-Index (BMI) im Verhältnis zum Alter

Alter	Untergewicht unter	Normalgewicht zwischen	Übergewicht über
19–24 Jahre	19	19–24	24
25–34 Jahre	20	20–25	25
35–44 Jahre	21	21–26	26
45–54 Jahre	22	22–27	27
55–64 Jahre	23	23–28	28
über 65 Jahre	24	24–29	29

Die Art der Körperfettverteilung (Apfel- oder Birnenform)

Man spricht von einem weiblichen Fettverteilungsmuster bei Betonung der Hüften und weniger Bauch (siehe Abbildung S. 94). Dieses Verteilungsmuster ist mit einem geringeren Herzinfarktrisiko verbunden als die typische männliche Fettverteilung (kommt zu 85 % bei Männern und nur bei 15 % der Frauen vor) mit Betonung des Bauchfettes. Mit dem Maßband gelingt es, einfach zwischen günstiger und ungünstiger Fettverteilung zu unterscheiden: Man misst den Umfang der Taille unterhalb der Rippenbögen, etwas oberhalb des

Normalwerte für den Taille-zu-Hüfte-Quotienten (cm/cm):
Frauen unter 0,85
Männer unter 1,0

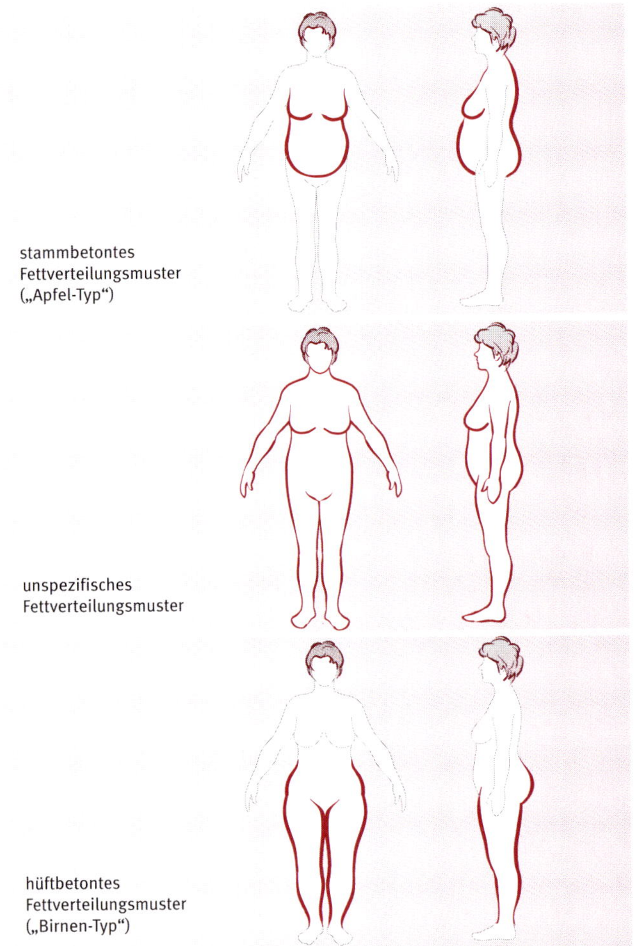

»Apfel- und Birnentyp«: Männliche (ungesunde) Fettverteilung mit Betonung des Bauchfettes und weibliche (gesunde) Fettverteilung mit Betonung der Hüften.

Bauchnabels, und den Hüftumfang in Höhe der vorderen Beckenknochen. Die gemessenen Zentimeter werden in Beziehung gesetzt (Taillenumfang geteilt durch Hüftumfang): Die Normalwerte für den Taille-zu-Hüfte-Quotienten (cm/cm) liegen bei Frauen unter 0,85, bei Männern unter 1,0.

Bei Frauen besteht ein erhöhtes Risiko, wenn der Quotient 0,8 überschreitet, bei Männern über 1,0. Die Gefahr der Überschreitung steigt natürlich mit zunehmendem Alter. In jüngeren Jahren ist es normal, dass Frauen mehr Hüftspeck haben als Männer. Im Klimakterium kommt es bei Frauen häufig zu einer Umverteilung von der Hüfte zur Taille und zum Bauch. Dies hat schwer wiegende Konsequenzen für den Stoffwechsel. Es sind besonders die Fettdepots im Bauchbereich, die sowohl bei Frauen als auch bei Männern zu einer Störung des Stoffwechsels mit hohem Blutfettspiegel führen. Eine Zunahme des Bauchfettes ist darüber hinaus sowohl bei Männern als auch bei Frauen mit einer Blutdrucksteigerung, der Entwicklung von Diabetes und koronarer Herzerkrankung verbunden.

Im Alter findet eine Umverteilung des Körperfetts statt.

Wie bekommt man den Speck weg?

Übergewicht entsteht, wenn mit der Nahrung mehr Energie, d.h. mehr Kalorien, aufgenommen werden, als der Körper verbraucht. Neben einer erblich bedingten Veranlagung bei ca. 30 % der Übergewichtigen sind Fehlernährung und Bewegungsmangel die wichtigsten Ursachen.

Die Zusammensetzung unserer Nahrung ist für das Körpergewicht von ganz entscheidender Bedeutung. Je höher der Brennwert (Kalorien) im Essen, desto eher entwickelt sich Übergewicht. Die Adipositas ist in den westlichen Wohlstandsländern so weit verbreitet, weil hier relativ fettreich gegessen und viel Alkohol getrunken wird und Bewegungsmangel weit verbreitet ist. Die beiden wichtigsten Prinzipien für eine erfolgreiche Gewichtsabnahme sind daher eine Verringerung der Kalorien mit der Nahrung und eine Steigerung der körperlichen Aktivität.

Auf die Zusammensetzung der Nahrung achten.

Weniger Kalorien, mehr Bewegung

Eine Reduzierung der Kalorienaufnahme wird auf Dauer nicht zu einer Gewichtsnormalisierung führen können, wenn nicht gleichzeitig die körperliche Aktivität und der Kalorienverbrauch erhöht werden. Fettreduktion und Bewegung stellen die erfolgreichste langfristige Therapie des Übergewichts dar. Es reicht allerdings nicht, sich unter Alltagsbedingungen im Haushalt oder Garten zu bewegen. Es muss ein zusätzliches regelmäßiges Trainingsprogramm (siehe S. 108) durchgeführt werden.

Vorsicht mit Diäten!

So genannte Crash-Diäten (»Schlank in zwei Wochen«) sind unbedingt zu vermeiden, da sie – je häufiger sie durchgeführt werden – zum so genannten Jojo-Effekt führen. Damit ist gemeint, dass die Gewichtszunahme nach Beendigung einer Diät immer ausgeprägter wird. Langfristig kommt es so eher zur dauerhaften Gewichtszunahme mit den entsprechenden Enttäuschungen und psychologischen Folgeerscheinungen. Ganz wichtig ist, sich realistische Ziele zu setzen, d.h. eine Gewichtsreduktion anzustreben, die tatsächlich in einem vernünftigen Zeitraum erreicht werden kann, wie z.B. fünf bis sieben Kilogramm in drei Monaten. Voraussetzung ist wiederum die persönliche Motivation, etwas für seine Gesundheit zu tun und die Lebensqualität zu erhöhen. Ähnlich wie beim Aufgeben des Rauchens ist es auch bei der Gewichtsreduktion wichtig, Freunde und Familienangehörige von dem eigenen Vorhaben zu unterrichten und um Unterstützung und Solidarität zu bitten. Neben der Einschränkung der Fettzufuhr sollte man außerdem auf Alkohol verzichten, da Alkohol, ähnlich wie Fett, viele Kalorien enthält.

Realistische Ziele setzen und sie mit Nachdruck verfolgen.

»Abnehmen ist nicht schwer, ich habe es schon oft ausprobiert ...« Diese Aussage einer frustrierten Patientin mit viel »Diäterfahrung« zeigt das Dilemma klar auf: Abnehmen ist tatsächlich relativ einfach. Viel schwieriger ist es, das erreichte Gewicht dauerhaft zu halten. Das funktioniert mit Sicherheit nicht durch lebenslanges Kalorienzählen und »Entbehrungen«.

Die drei Säulen einer erfolgreichen dauerhaften Gewichtsnormalisierung sind richtige Ernährung, ausreichend Bewegung und eine positive Einstellung zum eigenen Körper.

Bei medizinischer Indikation stehen heute auch Medikamente zur Gewichtsabnahme zur Verfügung.

Sich richtig ernähren

Wenn man sein Ernährungsverhalten verbessern will, ist es hilfreich, sich ein paar wesentliche Dinge klar zu machen:

1. Das Prinzip der Energiebilanz

Nahrungsaufnahme und -verbrauch beeinflussen das Gewicht langfristig und müssen in einem vernünftigen Verhältnis zueinander stehen. Dies geschieht am besten dadurch, dass man vor der Gewichtsabnahme zunächst einmal über ein bis zwei Wochen sämtliche aufgenommenen Kalorien (Speisen *und* Getränke) protokolliert und dem die körperliche Aktivität in Beruf und Freizeit und natürlich auch die geistige Beanspruchung, die ebenfalls Energie verbraucht, gegenüberstellt. Dieses Protokoll (siehe S. 101) sollte mit einem erfahrenen Arzt bzw. mit einer Fachkraft in der Ernährungsberatung besprochen werden, um langfristig einen ausgewogenen Plan zu erarbeiten.

Ein Ernährungsprotokoll wird Ihnen helfen, Klarheit über Ihre tägliche Ernährung zu bekommen.

2. Das Verhältnis der verschiedenen Nährstoffe zueinander

Wie bereits angesprochen ist es vor allen Dingen der Fettanteil in unserer Nahrung, der das Gewicht maßgeblich beeinflusst. Die Halbierung des Fettkonsums von durchschnittlich 30 bis 40% der Gesamtenergiezufuhr auf 15 bis 20% ist anzustreben. Das meiste Fett essen wir allerdings in »versteckter« Form: So enthält ein Müsli-Riegel unter Umständen mehr Fett als ein mageres Stück Fleisch, bei dem man den Fettanteil besser erkennen kann. Nur 20 Gramm Fett weniger pro Tag führt innerhalb eines Jahres zu einer Gewichtsabnahme um 10 Kilogramm!

3. Die Nährstoffqualität

Dies betrifft insbesondere die Kohlenhydrate, da je nach Zucker- bzw. Stärkeanteil die Auswirkungen auf das Körpergewicht ganz unterschiedlich sind.

Kohlenhydrate bestehen aus den chemischen Elementen Kohlenstoff, Wasserstoff und Sauerstoff. Die Kohlenstoffe sind ringförmig angeordnet. Je nach Aussehen des Ringes entstehen verschiedene Einfachzucker (Monosaccharide). Zwei miteinander verbundene Zuckerringe nennt man Zwei-

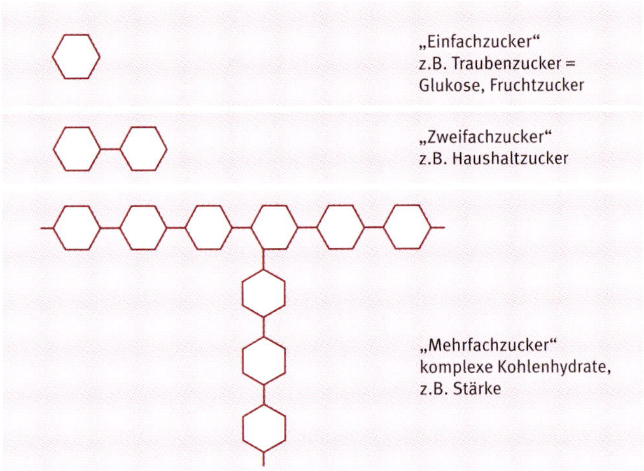

Struktur verschiedener Kohlenhydrate

fachzucker oder Disaccharide. Sind viele Einfachzucker zu einer langen Kette verknüpft, spricht man von den komplexen Kohlenhydraten oder Polysacchariden.

Einfachzucker werden vom Körper rascher aufgenommen als komplexe Kohlenhydrate.

Disaccharide und die komplexen Kohlenhydrate müssen erst in Einfachzucker aufgespalten werden, bevor der Körper sie während der Verdauungsprozesse vom Darm ins Blut aufnehmen kann. Da Einfachzucker folglich nicht mehr gespalten werden müssen, gelangen sie sehr schnell ins Blut. Relativ lange hingegen dauert dieser Prozess bei den komplexen Kohlenhydraten. Da die Ausschüttung von Insulin durch den Anstieg des Blutzuckers angeregt wird, führen stark gezuckerte Nahrungsmittel und Getränke, wie Cola, Limo, Traubenzucker oder Süßigkeiten, zu einer schnellen und starken Ausschüttung von Insulin. Dadurch fällt der Blutzuckerspiegel rasch wieder ab, man bekommt erneut Hunger.

Essen wir hingegen dieselbe Kohlenhydratmenge in Form von komplexen Kohlenhydraten, z.B. als Kartoffeln, Gemüse oder Getreideprodukte, dann steigt der Blutzuckerspiegel wesentlich langsamer an, bleibt länger auf einem hohen Niveau und sinkt nur allmählich wieder ab. Der Grund: Es wird nur wenig Insulin ausgeschüttet.

Der Körper kann nicht nur Fett, sondern auch Kohlenhydrate speichern. Bei einem Überschuss werden sie in Form von Glykogen in der Leber und der Muskulatur als Energiereserve gespeichert, die jedoch nur ein bis zwei Tage reicht. Sind diese Speicher gefüllt, kann der Körper die Kohlenhydrate aber auch in Form von Fett speichern.

Nicht nur Fett macht fett – der Körper speichert auch überflüssige Kohlenhydrate in Form von Fett.

Tipps für eine gesündere Ernährung

- nicht täglich Fleisch verzehren, sondern zweimal pro Woche fleischlos essen und/oder zweimal pro Woche Fisch statt Fleisch servieren
- die Ballaststoffzufuhr erhöhen mit
  - Vollkornprodukten statt Weißbrot und Brötchen
  - Müslis, Sprossen oder Getreidegerichten
  - Obst (Diabetiker müssen den Fruchtzucker im Obst berücksichtigen!)
  - Gemüse (insbesondere Hülsenfrüchte)
- öfter Kartoffeln, Naturreis und Vollkornnudeln auf den Tisch bringen
- statt auf Konserven, Tiefkühlkost und Fastfood zurückzugreifen, frische Lebensmittel verarbeiten
- weniger Wurst und fetten Käse einkaufen, sondern die mageren Varianten bevorzugen
- weniger Salz und Zucker (auch süße Getränke!) verwenden, dafür mit Gewürzen großzügig sein

Zum Beispiel:
Die Ernährungsprotokolle von Frau Meyer

Frau Meyer ist 43 Jahre alt, wiegt 87 Kilogramm bei einer Größe von 168 Zentimetern. Ihr BMI ist also 30,5 und damit deutlich über der Norm. Außerdem stellte man bei ihr vor zwei Jahren einen Diabetes vom Typ 2 fest sowie hohen Blutdruck. Für beide Erkrankungen muss sie Medikamente einnehmen.

Das erste Ernährungsprotokoll von Frau Meyer (S. 101) zeigt auf, dass sie am Tag 3385 Kilokalorien zu sich genommen hat. Das ist für eine Frau ihres Alters auf jeden Fall zu viel. 2000 Kilokalorien würden vollkommen ausreichen. Hinzu kommt noch, dass sie für ihr Alter und für ihre Größe zu viel wiegt. Wegen des Diabetes und der Hypertonie sollte sie versuchen, langsam (in acht bis zwölf Monaten) auf 72 Kilogramm zu kommen. Mit 1500 Kilokalorien pro Tag würde sie in der Woche ca. ein Pfund verlieren. Eine Gewichtsreduktion würde sich sehr günstig auf ihren Diabetes sowie ihren Bluthochdruck auswirken. Dafür müsste sie aber ihr Essverhalten überdenken. Zur Zeit bevorzugt sie recht fetthaltige Lebensmittel. Die Menge von 160 Gramm Fett überschreitet bei weitem ihren Bedarf. Frau Meyer braucht nicht mehr als 60 Gramm Fett am Tag. Diese Menge könnte sie sogar noch unterbieten, um die Gewichtsreduktion zu beschleunigen.

Komplexe Kohlenhydrate lassen den Blutzuckerspiegel langsamer ansteigen.

Dafür sind aber einige Veränderungen notwendig. Es wäre günstiger, wenn sie ihren Energiebedarf bevorzugt aus komplexen Kohlenhydraten decken würde, d.h. täglich Kartoffeln, Reis oder Nudeln äße. Die machen nämlich nicht dick und lassen den Blutzuckerspiegel langsamer ansteigen. Im Gegensatz dazu gehen der Zucker sowie zuckerhaltige Lebensmittel und Getränke schnell in die Blutbahn. Auch sollte sie reichlich Gemüse verzehren. Ein bis zwei Früchte wären empfehlenswert, die schmecken auch süß, haben aber kein Fett wie die Schokolade. Wichtig ist jedoch die Menge, da Obst Fruchtzucker enthält, was einen wesentlichen Einfluss auf den Blutzuckerspiegel hat. Getreideprodukte sollten nicht vergessen werden, z.B. Vollkornbrot bzw. -brötchen. Wie Hülsenfrüchte und rohes Gemüse versorgen sie den Körper mit reichlich Ballaststoffen. Diese sind in der Ernährung des Diabetikers sehr wichtig, da sie auf den Blutzuckerspiegel wie eine Bremse wirken. Auch für eine gesunde Darmfunktion spielen sie eine wichtige Rolle. Dazu gehört außerdem jedoch eine ausreichende Trinkmenge, damit die Ballaststoffe quellen können. Frau Meyer sollte versuchen, mindestens 1,5 bis 2 Liter täglich zu trinken, es könnte auch gern mehr sein. Hierfür wären aber Tee ohne Zucker, Mineralwasser oder Obstsaftschorlen am günstigsten, da sie keine Kalorien sowie keinen Zucker liefern, wie etwa Cola oder fertiger Eistee.

Ballaststoffe und viel Flüssigkeit sind günstig für die Darmfunktion.

Zum Essen sollte sich Frau Meyer außerdem etwas mehr Zeit nehmen. Wer die Speisen bewusst zu sich nimmt, isst

Uhrzeit	Ort	Grund	Menge	Gericht	Kalorien	Fett
07.00 – 07.15	zu Hause	Frühstück	1	Brötchen	120	
	in der Küche		1 Eßl.	Marmelade	45	
			1 Eßl.	Butter	110	10g
			2 Tass.	Kaffee		
			2 Teel.	Kaffeesahne	25	2g
10.00 – 10.15	im Büro am	Frühstückspause	2 Sch.	Knäckebrot	60	
	Schreibtisch		1 Bech.	Frischkäse	200	8g
			2 Tass.	Kaffee		
			2 Teel.	Kaffeesahne	25	2g
12.00 – 12.30	Kantine	Mittagspause				
		Gemüse ist gesund	1 Schäl.	Tomatensalat	45	3g
		ich muss abnehmen	1 kl. Dose	Eistee	130	
		Appetit	1	Eis	290	19g
14.30	im Büro	Durst	1 kl. Fl.	Bitter Lemon	100	
17.00 – 17.10	Schnellimbiss	Heißhunger	1 Port.	Fritierte	350	17g
		(ich war vorher		Hähnchenteile		
		einkaufen, esse	1 Port.	Pommes frites	260	13g
		schnell im Stehen)	1 Port.	Majonnaise	180	20g
			1 Glas	Cola	145	
19.00 – 19.15	zu Hause	Abendessen	1	Bockwurst	325	28g
	in der Küche	Appetit	1 Eßl.	Senf	20	
			200 g	Kartoffelsalat	200	6g
			1 Glas	Bier	120	
21.30	zu Hause beim	habe mich über	1 Bech.	Tiramisu	365	17g
	Fernsehen	meinen Mann	1/2 Tafel	Schokolade	270	15g
		geärgert				
					3385 kcal	160g

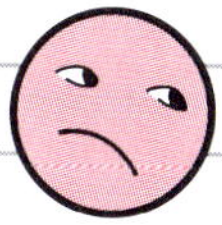

Uhrzeit	Ort	Grund	Menge	Gericht	Kalorien	Fett
07.00 - 07.20	zu Hause	Frühstück	1	Vollkornbrötchen	120	
	in der		1 Eßl.	Magerquark	20	
	Kuche		1 Teel.	Diabetikermarmelade	15	
			1 Teel.	Butter	55	5g
			1 Sch.	Käse 45% Fett i. Tr.	110	8g
			2 Tass.	Kaffee		
			1 Teel.	Kondensmilch 4 % Fett	6	
10.00 - 10.15	im Büro	Frühstücks-	1 kl. Bech.	Naturjoghurt 1,5 % Fett	75	2g
	Kantine	pause	1	Banane	120	
			1 Eßl.	Müsli	60	
			2 Tass.	Tee		
			3 mittlere	Kartoffeln	165	
12.00 - 12.30	Kantine	Mittagessen	1	Hähnchenbrust	140	1g
			4 Eßl.	Soße	50	5g
			1 Schäl.	gemischter Salat	60	2g
			2 Gläser	Apfelsaftschorle	30	
14.30 - 14.45	im Büro	Hunger	1	Apfel	70	
			2 Gläser	Mineralwasser		
18.00 - 18.30	zu Hause	Abendessen	1 Sch.	Vollkornbrot	120	
			1 Sch.	Schinken	40	2g
			1 Teel.	Sahne-Meerrettich	30	3g
			30 g	Camembert 30 %	65	4g
			1 Teel.	Butter	55	5g
			1 Schäl.	Gurkensalat	45	2g
			2 Tass.	Tee		
19.00 - 19.30	im Park	Rad gefahren				
20.30 - 20.45	im Sessel	Appetit	1 Becher	Diät-Eiscreme	90	6g
20.45	lese eine	(möchte mich	1 Glas	Apfelsaftschorle	15	
	Zeitschr.	belohnen, dass ich				
		so toll durchgehalten habe)			1556 kcal	45g

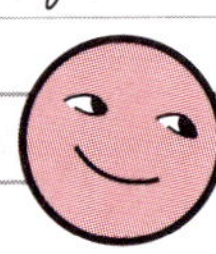

langsamer und wird auch viel eher ein Sättigungsgefühl verspüren. Denn wenn man satt ist, dann sollte man aufhören. Auch hungrig einkaufen gehen, hat sich als ungünstig erwiesen, da man wegen des Heißhungers unbewusst mehr einkauft. Probleme oder Ärger verschwinden ebenfalls nicht durch Essen.

Wie Sie sehen, spielt nicht nur eine Rolle, *was* man isst, sondern auch, *wie* man isst. Was man aber auf keinen Fall vergessen sollte, ist die Bewegung. Denn an körperlicher Aktivität mangelt es Frau Meyer außerdem. Die sitzende Tätigkeit fordert unbedingt einen sportlichen Ausgleich. Dies würde ihr bei der Gewichtsreduktion sehr behilflich sein und auch Spaß bringen. Außerdem würde der Blutzuckerspiegel günstig beeinflusst.

Das zweite Ernährungsprotokoll (S. 102) soll zeigen, wie ein Tag für Frau Meyer aussehen könnte. Sie muss nicht hungern. Im Gegenteil, sie kann sechsmal am Tage etwas essen. Das ist viel besser, denn dann stellt sich erst gar kein Heißhungergefühl ein. Der Magen hat immer etwas zu tun und meldet dem Gehirn, den Appetit zu vermindern. Die Blutzuckerwerte steigen dann auch nicht so rasant an, da die Bauchspeicheldrüse durch die vielen kleineren Mahlzeiten nicht überfordert wird. Sogar auf Süßes braucht man nicht zu verzichten, wenn man den Fettgehalt »im Auge behält«. Aber nicht vergessen, der Zucker lässt den Blutzuckerspiegel schnell ansteigen. Getränke oder Speisen sollten besser mit Süßstoff abgeschmeckt werden. Dieser hat keinen Einfluss auf den Blutzuckerspiegel und auf das Gewicht, weil er keine Kalorien enthält.

Am schwierigsten ist es, auf die versteckten Fette zu achten.

Am wichtigsten ist und bleibt aber das Fett: Wenn Frau Meyer mal ein Stück Schokolade essen möchte, sollte sie bedenken, dass Diabetikerschokolade genauso viel Fett enthält wie »richtige« Schokolade. Also besser auf die Menge achten. Dabei nicht nur an das »versteckte« Fett denken, sondern auch an das Zubereitungsfett. 1 Esslöffel Öl pro Person sollte ausreichen. Sogar auf Butter muss man nicht verzichten, wenn man sehr sparsam damit umgeht.

So bietet dieser Tag ein sehr schönes Beispiel, dass Kalorien- und Fettmenge wunderbar eingehalten werden können, weil viele komplexe Kohlenhydrate verzehrt wurden, aber wenig Fett. Auch die Trinkmenge wurde über den ganzen Tag verteilt aufgenommen. Das trägt zum Sättigungsgefühl bei und hilft, die Pfunde zu verlieren, ohne zu viele Kalorien aufzunehmen. Auch haben wir versucht, etwas sportliche Aktivität einfließen zu lassen, sowohl um die Gewichtsreduktion als auch das körperliche Wohlbefinden zu verstärken.

Sich ausreichend bewegen

Die Energiebilanz kann durch einen erhöhten Energieverbrauch ganz wesentlich verbessert werden. Dies geht allerdings nur mit einer Steigerung der körperlichen Aktivität. Schwimmen eignet sich für Übergewichtige besonders gut, da relativ viele Kalorien verbrannt und die Gelenke weniger belastet werden als beim Laufen.

Tab. 8: Energieverbrauch bei unterschiedlicher Belastung im Rahmen der für die Bewegungstherapie empfohlenen Sportarten

Sportart	Kalorienverbrauch pro 30 Minuten
Gehen	
4 km/STD.	95
6 km/STD.	160
Laufen	
9 km/STD.	300
12 km/STD.	345
15 km/STD.	400
Rad fahren	
10 km/STD.	85
20 km/STD.	235
Skilanglauf	
6 km/STD.	340
10 km/STD.	450
14 km/STD.	700
Schwimmen	200–400
Tanzen	100–200

Tabelle 8 veranschaulicht sehr eindrucksvoll, dass man relativ viel tun muss, um eine schnell verzehrte Portion Sahnetorte (400 bis 500 Kalorien) zu verbrennen: zum Beispiel

1 1/2 Stunden schnelles Gehen mit einer Geschwindigkeit von 6 km/STD. Der Kalorienverbrauch bei den verschiedenen Aktivitäten und Sportarten variiert beträchtlich! Außerdem spielt das Körpergewicht eine bedeutende Rolle: Dicke verbrennen bei der gleichen Belastung wesentlich mehr Kalorien als Schlanke. Es lohnt sich also insbesondere für Übergewichtige, sich zu bewegen!

Die Steigerung der körperlichen Aktivität im Sinne einer regelmäßigen Bewegungstherapie fördert eine bessere Körperwahrnehmung und letztlich eine Steigerung der Zufriedenheit mit dem eigenen Körper. Darüber hinaus kommt es zum Aufbau von Muskelmasse und zum Abbau von Fettgewebe.

Sport hat viele positive Auswirkungen auf Körper und Geist.

Das Körpergefühl wiedergewinnen

Die Körpererfahrung kommt in unserer rational und intellektuell ausgerichteten Welt heute häufig zu kurz. Geist, Psyche und Körper stehen dadurch nicht immer im Gleichgewicht. Das hat erhebliche Auswirkungen auf die Gesundheit, auf die eigene Identität und Zufriedenheit. Das alte griechische Ideal eines gesunden Geistes in einem gesunden Körper kann nur verwirklicht werden, wenn ich mich in meinem eigenen Körper wohlfühle und mit ihm identifiziere. Hierzu tragen Bewegung, Sport und Tanz ganz wesentlich bei.

Laufen Sie dem Herzinfarkt davon

Bewegungsmangel gilt heute aufgrund der Erkenntnisse aus den letzten Jahren als ein überragender Risikofaktor für Herz-Kreislauf-Erkrankungen, insbesondere für den Herzinfarkt. Tatsächlich kann man mit mehr Bewegung und körperlicher Aktivität das Risiko in jedem Lebensalter vermindern.

Ist Bewegung wirklich so wichtig?

Großangelegte Untersuchungen haben gezeigt, dass Bewegungsmangel ein eigenständiger Risikofaktor für den

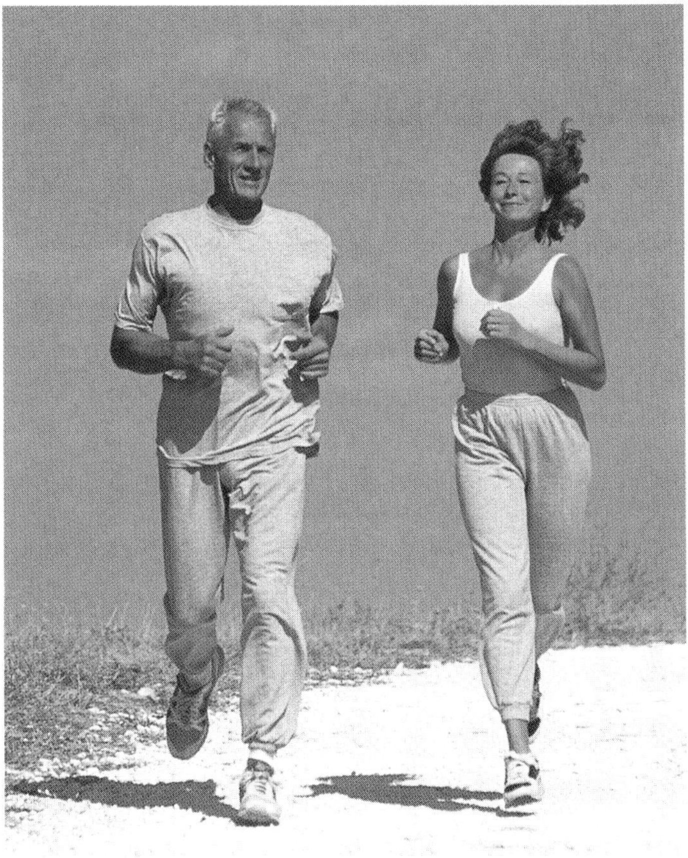

Bewegung macht Spaß und ist gesund

Herzinfarkt darstellt, unabhängig von zusätzlichen anderen Risikofaktoren. Tatsächlich haben Frauen und Männer, die untrainiert sind, sich nicht ausreichend bewegen und daher eine niedrige Fitness aufweisen, sogar ein höheres Infarktrisiko als trainierte Personen mit einem Risikofaktor, also Rauchen, erhöhtem Blutdruck oder erhöhtem Cholesterin, die aber Ausdauertraining betreiben und fit sind. Damit ist die Bedeutung des Bewegungsmangels, auch im Vergleich mit anderen wichtigen Herzinfarkt-Risikofaktoren, eindeutig belegt. Diese Zusammenhänge treffen für beide Geschlechter zu, sind aber bei Frauen noch stärker als bei Männern. Das bedeutet konkret, dass Personen ohne die klassischen Risikofaktoren – die also nicht rauchen, normalen Blutdruck, normales LDL-Cholesterin und keinen Diabetes haben – trotzdem im Vergleich zu trainierten Personen mit einem der genannten Risikofaktoren ein höheres Herzinfarktrisiko haben. Insgesamt am schlechtesten schneiden natürlich die Personen ab, die untrainiert sind und weitere Risikofaktoren aufweisen.

Man kann also tatsächlich im wahrsten Sinne des Wortes durch regelmäßiges körperliches Training »dem Herzinfarkt davonlaufen«. Dies gilt insbesondere für träge Patienten mit weiteren Risikofaktoren. Am stärksten profitieren Personen, die bis ins mittlere Erwachsenenalter inaktiv waren und sich erst dann einem körperlichen Training unterziehen. Aber selbst bis ins hohe Alter ist durch Aufnahme eines adäquaten Trainingsprogramms immer noch eine Verbesserung des Herz-Kreislauf-Risikos möglich.

Es ist nie zu spät, mit dem Training anzufangen.

Was bedeutet untrainiert bzw. trainiert, wenn man nicht leistungsmäßig Sport treibt?

Absolut untrainiert sind Personen, die weder bei der Arbeit noch in der Freizeit körperlich aktiv sind: Das typische Beispiel wäre ein Büroangestellter, dessen maximale körperliche Aktivität darin besteht, am Morgen von der Wohnung in die Garage zu gehen und abends den gleichen Weg zurückzulegen. Er fährt mit dem Auto zur Arbeit in die Tiefgarage, nimmt dort den Aufzug und geht in sein Büro, wo er den ganzen Tag sitzend seine Arbeit verrichtet. Diese Person würde in Tabelle 1 (S. 32 f.) eine Punktzahl von 6 erhalten. Würde die gleiche Person mit dem Fahrrad zur Arbeit fahren und statt dem Aufzug die Treppe benutzen, würde sich das Risiko deutlich vermindern und sie erhielte beispielsweise in der Tabelle 1 nur noch 3 Punkte. Würde die gleiche Person zusätzlich in der Freizeit Sport treiben, könnte sie ihr Risiko auf 0 Punkte reduzieren.

Die meisten Menschen sind weder im beruflichen Alltag noch in der Freizeit ausreichend körperlich aktiv. Nur noch in wenigen Berufen ist heute körperliche Aktivität erforderlich.

Wie viel Training ist nötig?

Der erste Schritt zu mehr Bewegung und körperlicher Fitness beginnt daher im Alltag. Wenn Sie auf die Benutzung des Aufzuges verzichten, statt dessen die Treppen benutzen, das Auto stehen lassen und nach Möglichkeiten das Fahrrad nehmen, ist schon viel erreicht. Wenn Sie zusätzlich in der Mittagspause ganz bewusst eine viertel bis eine halbe Stunde Treppen steigen oder spazieren gehen, ist noch viel mehr erreicht. Die nächste Stufe wäre, zwei- bis dreimal pro Woche körperlich aktiv zu werden bzw. für mindestens 30 Minuten Sport zu treiben.

Steigern Sie die körperliche Aktivität ganz allmählich.

Bewegung und Ausdauer sind dabei die beiden Schlüsselbegriffe. Die ausdauernde Bewegung ist die motorische Beanspruchungsform, welche die medizinisch wertvollsten Auswirkungen für unseren Körper beinhaltet. Dies ist zum Beispiel gegeben, wenn größere Muskelgruppen, wie etwa die Beinmuskulatur beim Laufen mit einer mittleren Stärke, im ständigen Wechsel zwischen Anspannung und Entspannung (dynamisch) über einen Zeitraum von ca. 30 Minuten belastet werden. Ähnliches gilt für andere dynamische Sportarten, wie schnelles Gehen, Fahrradfahren in der Ebene, Skilanglauf oder Bergwandern. Abzuraten ist hingegen von allen Sportarten mit hohem Krafteinsatz, wie Bodybildung usw.

Wie viel kann ich mir zumuten?

Die optimale Belastungsintensität für das Herz-Kreislauf-System kann beim Ausdauersport am besten anhand der Pulsfrequenz überprüft werden: Der beste Trainingseffekt ist zu erzielen, wenn mit mittlerer Stärke, d.h. 60 bis 75 % der maximal möglichen Leistungsfähigkeit geübt wird.

Die persönliche maximale Pulsfrequenz kann sehr einfach ermittelt werden: 220 Schläge pro Minute abzüglich des Lebensalters. Das bedeutet für einen 50jährigen 170 Schläge pro Minute (siehe Tab. 9, S. 109). Die Trainingspulsfrequenz (z.B. 70 % der Maximalfrequenz) sollte für einen 50jährigen dann etwa bei 119 Schlägen pro Minute liegen.

Genau lässt sich die Trainingspulsfrequenz z.B. anhand der Belastungsreaktion auf dem Fahrradergometer berechnen:

Tab. 9: Maximale und Trainingspulsfrequenz

Alter	maximale Pulsfrequenz (Schläge pro Minute)	Trainingspuls (60–75 % der maximalen Pulsfrequenz)
20–24	200	120–150
25–29	190	114–142
30–34	185	112–140
35–39	180	111–138
40–44	180	107–134
45–49	175	105–131
50–54	170	102–127
55–59	165	99–123
60–64	160	96–120
65–69	155	93–116
70 und älter	150	90–113

(Trainingspulsfrequenz = maximale erreichte Frequenz – Ruhepulsfrequenz) x 0,7 + Ruhefrequenz

Beispiel:
Ein 52jähriger Mann mit einem Ruhepuls von 72 Schlägen pro Minute, der unter Belastung auf maximal 156 Schläge pro Minute ansteigt, hat eine Trainingspulsfrequenz von 130 Schlägen pro Minute:

$$(156 - 72) \times 0{,}7 + 72 = 130{,}8$$

Wie misst man den Puls?

Man legt den zweiten und dritten Finger der rechten oder linken Hand am anderen Arm auf der Daumenseite etwa fünf Zentimeter vom Handgelenk entfernt auf die Unterarmarterie. Entweder zählt man die Schläge über 15 Sekunden und multipliziert sie mit vier, oder man zählt eine ganze Minute aus. Der Puls kann auch an der Halsschlagader zwischen Unterkiefer und dem langen Halsmuskel getastet werden. Die Pulskontrolle gibt Ihnen relativ einfach Auskunft über den Trainingszustand: Mit zunehmender Fitness sinkt der Puls in Ruhe ab, und der Anstieg unter körperlicher Belastung wird unter gleichen Belastungsbedingungen geringer. Das gleiche gilt übrigens auch für den Blutdruck.

Entlastung für das Herz

Damit kommt es zu einer deutlichen Herzentlastung: alleine eine dauerhafte Senkung des Ruhepulses um vier Schläge pro Minute durch Training bedeutet eine Verringerung der Herzarbeit in 24 Stunden um mindestens 5500 bis 6000 Pumpaktionen. Rechnet man die Entlastung des Herzens weiter um – pro Woche, pro Monat, pro Jahr –, wird deutlich, welche enorme Entlastung das Herz erfährt.

Mit der Herzfrequenz senkt man gleichzeitig das Infarktrisiko.

Wir wissen heute, dass eine dauerhaft erhöhte Herzfrequenz (schon über 80 Schläge pro Minute in Ruhe) eine zusätzliche Herzbelastung bedeutet und dass andererseits eine niedrigere Herzfrequenz (beispielsweise 60 Schläge pro Minute) mit einem niedrigeren Herzinfarktrisiko einhergeht. Bei einem Puls von 60 Schlägen pro Minute muss das Herz allein in 24 Stunden ca. 1 000 Liter (!) weniger pumpen als bei einer Pulsfrequenz von 80 Schlägen pro Minute.

Eine weitere Steigerung der körperlichen Aktivität führt tatsächlich auch zu einer weiteren Reduzierung des Herzinfarktrisikos. Ein regelmäßiges Training von mindestens 30 bis 40 Minuten Dauer erscheint heute als die beste und effektivste Vorbeugung vor dem Herzinfarkt. Abgesehen von der Entlastung des Herzens und der Verbesserung der Herzarbeit, werden sämtliche anderen Herzinfarkt-Risikofaktoren, insbesondere die Stoffwechselerkrankung, Übergewicht und Hypertonie positiv beeinflusst.

Testen Sie Ihre Belastbarkeit

Wichtig ist vor Aufnahme eines regelmäßigen Trainings, den Hausarzt zu konsultieren. Er wird Sie beraten, ob eine ausführliche Belastungsuntersuchung notwendig ist oder nicht. Dies gilt insbesondere für Personen über 40 Jahre, die bisher nicht trainiert haben und Risikofaktoren aufweisen.

Die am besten standardisierte Belastungsuntersuchung ist die Testung auf dem Fahrradergometer mit EKG und Blutdruckmessung. Die maximale Belastung richtet sich hier wiederum nach der für das Lebensalter maximalen Herzfrequenz (siehe Tab. 9, S. 109). Hinsichtlich der zu erreichenden Leistung in Watt gelten folgende Sollwerte:

Maximale Belastung (Sollwerte)

für Männer	**für Frauen**
3 Watt pro Kilogramm minus 10% für jede Lebensdekade ab dem 30. Lebensjahr	2,5 Watt pro Kilogramm minus 8% für jede Lebensdekade ab dem 30. Lebensjahr

Rechenbeispiel

Die Belastbarkeit

Nehmen wir wieder den 50jährigen Mann, der mit 75 kg eine maximale Leistung von 225 Watt minus 20% (5. Lebensdekade) entsprechend 180 Watt erreichen sollte. Seine maximale Pulsfrequenz sollte dabei 170 bis 175 Schläge pro Minute nicht überschreiten.

3 x 75 =	225 Watt
minus 20%:	−45 Watt
	= 180 Watt

Je nach Trainingszustand sind verschiedene Belastungsergebnisse vorstellbar: Die maximale Pulsfrequenz wird vielleicht bereits bei 160 Watt erreicht, d.h. der Patient ist unterhalb seiner maximalen Leistungsstärke ausbelastet. Andererseits würde ein durchtrainierter Mann möglicherweise 200 Watt und mehr erreichen und trotzdem noch unterhalb der Pulsfrequenz von 170 Schlägen pro Minute liegen.

Die Belastbarkeit ist vom Trainingszustand abhängig.

Der während der Belastung ermittelte Blutdruckwert im submaximalen Bereich (etwa bei 100 Watt) ist von besonderer Bedeutung. Hier sollte der erste Wert (systolischer Blutdruck) keinesfalls über 200 mmHg ansteigen, normal wäre ein systolischer Blutdruck unter 150 mmHg.

Die Belastbarkeit eines Herzinfarktpatienten wird im Rahmen der Rehabilitation bzw. später in der ambulanten Herzgruppe bestimmt (siehe S. 132 ff.). Die richtig dosierte Bewegungstherapie ist auch für herzkranke Patienten sehr wichtig und effektiv.

Bloß kein Stress!

Was ist Stress?

So wie unser Herz tagein, tagaus im Wechsel von Anspannung (Systole) und Entspannung (Diastole) arbeitet, unterliegt unser ganzes Leben einem rhythmischen Wechsel von Tag und Nacht, Anspannung und Entspannung, Aktivität und Ruhe. Ist dieser Rhythmus im Gleichgewicht und gut ausbalanciert, so sind wir gesund. Stress bedeutet eine überwiegende Anspannung durch zu viel Arbeit, zuviele Probleme, Überforderung usw. Geschieht dies über einen längeren Zeitraum (chronischer Stress), kann es zu ernsthaften gesundheitlichen Störungen kommen. Ein Grundproblem liegt darin begründet, dass Stress vom Betroffenen über lange Zeit gar nicht wahrgenommen wird und vom Arzt nicht einfach wie Gewicht oder Blutzucker gemessen werden kann.

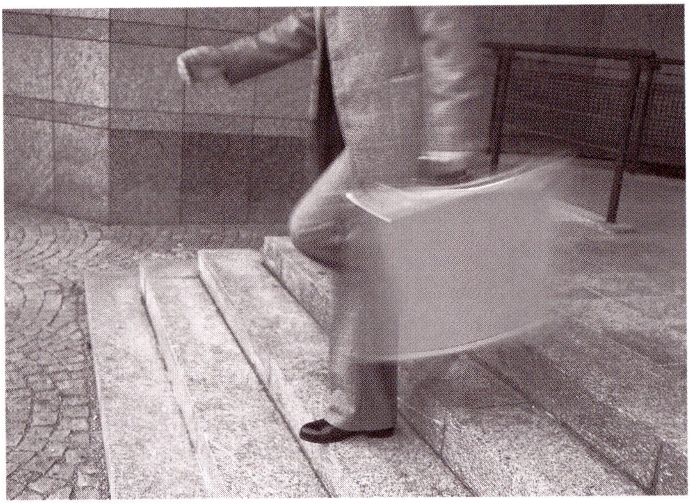

Stress entsteht, wenn die Anspannung die Entspannung über längere Zeit überwiegt.

Will man die Auswirkungen von Stress auf den Organismus und die Möglichkeiten des Stressabbaus verstehen, so ist es hilfreich, zunächst eine Begriffsbestimmung vorzunehmen. Dabei muss man zwischen Stressfaktoren (Stressoren) und Stressreaktionen unterscheiden.

Die modernen Stressfaktoren sind Zeitdruck, Hektik, familiäre und finanzielle Probleme, Überforderung usw.

Es handelt sich also um Faktoren, die größtenteils unabhängig von unserem Zutun auf uns zukommen und einströmen. Darüber hinaus gibt es selbstverständlich auch Stressfaktoren, die man sich selbst macht, für die man also selbst verantwortlich ist, wie schlechte Zeitplanung, Selbstüberforderung und Selbstüberschätzung usw.

Jeder Mensch reagiert anders auf Stress.

Tab. 10: Auswahl an Stressfaktoren und Stressreaktionen

Stressfaktoren (Stressoren)	Stressreaktionen und Stressfolgen
Zeitdruck	Blutdruckanstieg
Hektik	Hypertonie
Leistungsdruck	Pulsbeschleunigung
berufliche Überforderung	Herzklopfen
Schichtarbeit	Migräne
finanzielle Sorgen	Kopfschmerzen
existentielle Ängste	Magenbeschwerden
Arbeitslosigkeit	Magengeschwür
familiäre Probleme	Schlaflosigkeit
Eheprobleme	Depression
Tod des Partners	Muskelverspannungen
schwere Erkrankungen in der Familie	Herzbeschwerden
Ärger	Herzinfarkt
Angst	Schwindel
Schmerzen	Ohrgeräusche
Krankheiten	

Als Stressreaktion bezeichnen wir die Stressantwort unseres Körpers

Die Stressreaktion ist die Art und Weise, wie unser Körper auf Stressfaktoren reagiert. So unterschiedlich wie die individuellen Stressfaktoren sein können, so unterschiedlich kann auch die Stressantwort bei verschiedenen Menschen ausfallen (Tab. 10). Warum der eine Mensch durch chronische berufliche oder familiäre Überlastung ein Magengeschwür bekommt, der andere Migräne und der dritte hohen Blutdruck, ist letztlich nicht geklärt. Sehr wahrscheinlich sind aber unterschiedliche genetische Prädispositionen (Veranlagungen, z.B. auch die Konstitution) für die verschiedenen Stressantworten verantwortlich. Darüber hinaus reagieren die individuell schwächsten Organsysteme, sei es beim einen der Magen, beim anderen der Kopf oder beim dritten der Kreislauf, am empfindlichsten auf chronischen Stress. So kann man sich die unterschiedlichen Muster der Stressreaktion bei gleichem Stressfaktor erklären. Der »Vorteil« von Kopfschmerzen, Magenschmerzen oder Herzschmerzen in oder nach einer Stresssituation ist, dass der Körper ein spürbares Signal aussendet, nämlich Schmerzen; das ermöglicht dem Betroffenen, den Ursachen seiner Symptome auf den Grund zu gehen.

Nicht immer sind die Stressreaktionen direkt spürbar.

Schlechter dran sind Patienten, die mit hohem Blutdruck reagieren, deren Gefäße sich verengen, deren Blutzucker ansteigt oder deren Blutgerinnung sich verändert, da alle diese Stressreaktionen nicht wahrgenommen werden können: Sie rufen keine Beschwerden hervor. Es sind aber gerade diese nicht wahrnehmbaren Veränderungen, die zu schwer wiegenden Störungen, bis hin zum Herzinfarkt, führen können. Es gibt heute keinen Zweifel mehr, dass chronischer Stress ein ganz wesentlicher Infarktrisikofaktor ist. Die Tatsache, dass er aber unter Alltagsbedingungen relativ schwer messbar ist, ist der Grund dafür, dass er in den großen Studien der letzten 20 bis 30 Jahre nicht untersucht und gemessen wurde und daher auch nicht in die Risikofaktoren-Kalkulation (siehe Tab. 1, S. 32 f.) eingeht.

Brauchen wir Stress?

Nun hört man natürlich auch häufig, dass Stress notwendig sei und zum Leben gehöre. Das ist in gewissem Sinne auch vollkommen richtig, denn ohne »gesunde« Stressreaktionen hätte die Menschheit nicht überlebt. Unsere Vorfahren waren viele Millionen Jahre auf schnelle Reaktionen von Blutkreislauf, Herz, Stoffwechsel und Blutgerinnung lebensnotwendig angewiesen, um in der Steppe und im Urwald überleben zu können: Angriff und Flucht sind nur möglich, wenn »blitzschnell« Kräfte mobilisiert werden können. Hierzu muss ausreichend Energie, d.h. Zucker und andere Stoffwechselprodukte sowie Sauerstoff, bereitgestellt werden. Blutdruck und Puls müssen reflexartig erhöht werden, um alle Organe ausreichend mit Nährstoffen und Sauerstoff zu versorgen. Auch die Blutgerinnung muss im Verletzungsfalle sofort funktionieren, damit wir nicht verbluten. Es wird deutlich, dass all diese Stressreaktionen ursprünglich lebenserhaltend wirkten und ein Überleben überhaupt möglich machten.

Hormone und Nervenimpulse steuern die Stressreaktion.

Ausgelöst werden diese Stressreaktionen durch Nervenimpulse und Stresshormone, wobei Adrenalin und Cortison, beides Hormone der Nebenniere, die beiden wichtigsten Vertreter darstellen. Adrenalin wird bei Bedarf (zur Fluchtreaktion oder beim Start zum 100-m-Lauf) innerhalb einer Zehntelsekunde in ausreichender Menge bereitgestellt. Ohne Adrenalin und Cortison gäbe es auch für den Menschen im 21. Jahrhundert kein Überleben. Das vegetative Nervensystem reguliert zusammen mit diesen Hormonen normalerweise sehr fein abgestimmt den Blutkreislauf, die Herztätigkeit, den Stoffwechsel und auch die Infektabwehr.

Während die Stressreaktion in der Steinzeit ein lebenswichtiger Vorgang war und unseren Vorfahren das Leben sicherte, können sich die gleichen Reaktionen beim modernen Menschen am Schreibtisch fatal auswirken. Wir reagieren heute nämlich auf unsere modernen Stressfaktoren nach exakt dem gleichen Muster wie unsere Vorfahren.

Der entscheidende Unterschied ist, dass wir heute nicht fliehen oder angreifen, sondern gestresst am Schreibtisch sitzen oder zu Hause auf dem Sofa liegen. Würden wir die Flucht ergreifen oder angreifen, wären Blutdruckanstieg und Stoffwechselveränderungen sinnvoll und notwendig und würden anschließend rasch erfolgreich wieder normalisiert. Unsere modernen Stressfaktoren treffen uns gewöhnlich in körperlicher Ruhe bzw. am Arbeitsplatz und führen zu den gleichen, nun aber sinnlosen Veränderungen in Kreislauf und Stoffwechsel, da wir hohen Blutdruck, hohen Blutzucker usw. jetzt gar nicht in dem Ausmaß benötigen.

Unser vegetatives Nervensystem kann die einzelnen Reizquellen nicht unterscheiden. Es reagiert stets gleichförmig, sei es bei körperlicher Gefahr oder psychischem Stress. Das erhöhte Aktivitätsniveau wird nicht auf natürliche Weise, d.h. durch körperliche Betätigung, abgebaut, sondern hält sehr viel länger an und schädigt von uns unbemerkt nun Herz und Gefäße. So wird leicht verständlich, wie chronischer Stress als Risikofaktor für die Arteriosklerose und den Herzinfarkt wirken kann und darüber hinaus auch als Auslöser für einen akuten Herzinfarkt in Betracht kommt.

Neben dem emotionalen und dem psychischen Stress, der in diesem Zusammenhang eine Rolle spielt, kommt als Herzinfarkt-Risikofaktor bzw. -Auslöser natürlich auch eine übermäßige körperliche Anstrengung in Frage (siehe S. 44). Dieser Faktor ist insbesondere für untrainierte Personen von Bedeutung, da bei diesen übermäßig viel Adrenalin ausgeschüttet wird, welches zu einer überschießenden Reaktion von Herz-Kreislauf-System, Stoffwechsel und Blutgerinnung führt.

Wie können wir mit Stress besser umgehen?

Stressabbau durch Stressverarbeitung.

»Stress ist das Salz in der Lebenssuppe.« Auch diese Behauptung ist richtig. Wie immer im Leben spielt die Dosis eine Rolle, und genauso wie beim Kochsalz kann auch beim Stress zu viel schädlich sein. Stress völlig auszuschalten ist sicher nicht möglich, aber es gibt viele Möglichkeiten, die ungesunden Auswirkungen von Stress zu vermindern. Prinzipiell kann man sowohl bei den Stressfaktoren ansetzen, als auch die Stressreaktionen beeinflussen. Es ist nämlich keineswegs so, dass wir unseren ungesunden Stressreaktionen hilflos ausgeliefert sind. Die wirkungsvollste und anspruchsvollste Art, Stress abzubauen, ist tatsächlich die Veränderung der eigenen Stressreaktionen durch eine gesunde Stressverarbeitung.

Die äußeren Risikofaktoren, wie zum Beispiel Straßenlärm und auch Berufsstress, lassen sich nicht immer vermeiden oder vollständig umgehen.

Probleme in der Familie oder in der Ehe können durch Aussprache häufig schon vernünftig gelöst werden. Wichtig ist zunächst, die persönlichen, beruflichen, familiären und anderen Stressfaktoren aufzuzeigen und dann nach Lösungsstrategien zu suchen.

Wer viel Anspannung hat, braucht auch dementsprechend Entspannung

Menschen mit viel Stress in Beruf und Familie müssen für ausreichend Schlaf, Freizeit, Erholung, Urlaub sorgen. Darüber hinaus können bestimmte Entspannungstechniken vom autogenen Training bis zur progressiven Muskelrelaxation und Meditation erlernt werden (siehe S. 122 ff.). Eine sehr gute Technik, um Stress abzubauen, ist aber auch körperliche Aktivität im Sinne von Bewegung und Sport, Spiel und Tanz.

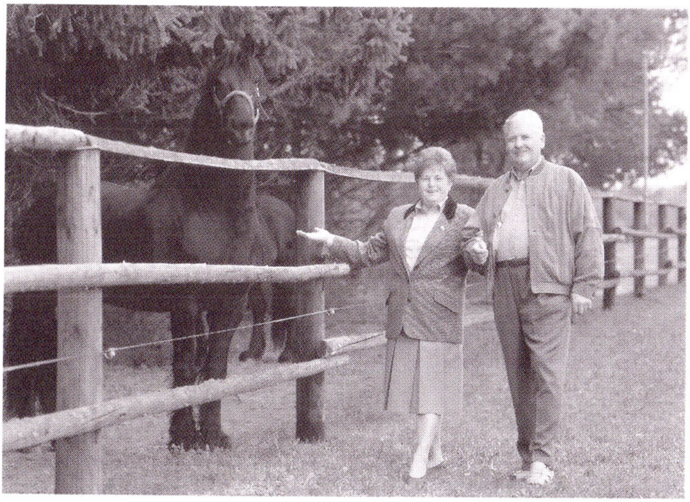

Regelmäßige Spaziergänge tragen viel zur Entspannung bei.

Der wichtigste und effektivste Ansatz ist die bewusste Stressverarbeitung

Wie wir in einer bestimmten Stresssituation oder auf bestimmte Stressfaktoren reagieren, hängt einzig und alleine von uns selbst ab. Stress ist immer individuell! Wenn wir unser Verhaltensmuster, unsere Stressreaktionen, erkannt haben, eröffnet uns dies die Möglichkeit, eine ungesunde Stressreaktion in eine gesunde zu verwandeln: Ob unser

Blutdruck in einer Stresssituation ansteigt, gleich bleibt oder sogar abfällt, hängt von uns selbst, nämlich von unserer Bewertung der Situation ab. Unsere innere Einstellung und unsere Bewertung bestimmen in jeder Situation, ob Stress uns belastet oder nicht und ob unser Organismus natürlich und gesund oder schädlich und krankhaft reagiert. Entscheidend ist, dass wir unsere innere Bewertung erkennen und analysieren. Dies eröffnet uns die Möglichkeit, unser Bewertungsmuster umzuprogrammieren und Stress besser zu verarbeiten.

Wir führen ständig mit uns ein inneres Zwiegespräch, d.h. wir unterhalten uns mit uns selbst darüber, ob etwas gut oder schlecht ist, ob eine Person sympathisch oder unsympathisch ist, eine Arbeit angenehm oder unangenehm und anstrengend ob wir es schaffen oder nicht usw. Normalerweise laufen diese Gedankenspiele und dieses permanente Bewerten (neudeutsch »checken«) unbewusst ab und treten nicht in unser Bewusstsein. Dazu kommt, dass bei den meisten Menschen die Bewertungen eher negativ ausfallen und das innere Selbstgespräch ungesund verläuft. Viele Menschen sind ständig damit beschäftigt zu überlegen, was passiert, wenn dies und jenes nicht erledigt wird, mit diesen und jenen unangenehmen Folgen und Konsequenzen, obwohl die Realität zeigt, dass die meisten Dinge doch positiv ausgehen und das Leben keine Abfolge von katastrophalen Kettenreaktionen darstellt.

Permanent negative Gedanken schaden, auch wenn sie unbewusst sind.

Die Art und Weise unserer Bewertung ist ausschlaggebend für unsere Stressreaktion

Wir haben es selbst in der Hand, uns durch eine positive Bewertung, eine gelassenere Einstellung und ein bewusstes Umprogrammieren unseres ungesunden Bewertungssystems vor ungesunden Stressreaktionen zu schützen. Viele Menschen können dies aufgrund ihrer gelassenen Lebenseinstellung und brauchen sich eine positive Sicht und Bewertung nicht erst noch anzueignen. Andere Menschen entwickeln im Laufe ihres Lebens aufgrund positiver Erfahrungen allmählich eine gesündere Einstellung und legen später das an den Tag, was man gemeinhin Altersweisheit nennt.

»Stress« (von Norbert Schachner, Bad Kohlgrub)

Ein Wort bürgert sich ein.

Welche Bürger erlauben einem Wort wie Stress, Teil ihrer Welt zu sein?

Die re-agieren anstatt zu agieren.

Stress meint Zeit-Stress und wird von uns als Feind in alle Lebensbereiche hineingetragen, denn Zeit ist der Webfaden, der unser ganzes Leben durchzieht. Allein die Vorstellung, dass wir mit diesem Webfaden umgehen können als sei er eine reißfeste Nylonschnur, zeigt, dass wir es mit der Welt der Opfer und Benutzer zu tun haben. Und die Tatsache der Krankheit zeigt, dass wir eben nicht so mit ihr umgehen dürfen.

Werfen wir einen Blick darauf, wie passiv Leute sagen »ich bin gestresst«, »war das wieder ein Stress«…

Opfer sind nicht Eigner ihrer Zeit, sie gebrauchen Worte wie »zu wenig Zeit«, »keine Zeit«, »… dauert zu lange«, »ich muss noch …

Ich habe meine Zeit.

»Ich nehme mir Zeit«, »es wird eine Woche Zeit dauern …«, sagen Leute, die Pausen machen …, und anstatt anzufangen zu jammern und zu hetzen, werden sie unter eingeschränkten Bedingungen disziplinierter.

Ist Zeit eine Feindin, die uns den Strick um den Hals legt, um uns zu würgen? Die Zeit ist begrenzt … Lebenszeit … wir können weder Zeit sparen noch gewinnen.

Wir haben schon unsere Zeit … unser Leben … gewonnen … bekommen als ein Geschenk von Zeit, denn Zeit gibt Zeit. Wie nutze ich sie?

Bin ich die Marionette, die von einem fremden Führer gelenkt und aufgehängt wird …, so dass meine Füße niemals den Boden berühren?

Oder entwickle ich mich zur verantwortlichen Person für meine Lebenszeit?

Oder mache ich mich in meiner Wahl zum Opfer von Stress und begebe mich auf das Geleise von Selbstzerstörung und Krankheit?

… und was geschieht, wenn ich das Wort Stress aktiv verwende, im Sinne der wörtlichen Bedeutung von »unterstreichen«, »betonen«, »wichtig«, »Nachdruck«, »Spannung«, »Hervorhebung«, »Akzentuierung«?

Eine aktive, selbstverantwortliche Person sagt: »Ich habe etwas in meinem Leben, was ich betone«, »etwas ist mir wichtig«, »ich unterstreiche diese Handlung als meine, die ich tun ***wollte****«…*

Wie beginnt sich meine Welt zu verändern, wenn ich meine eigenen Ohren beim Zuhören verändere? Wenn ich anstatt zu reagieren agiere?

Mit ihr, nicht gegen sie.

Mit Zeit.

Der effektivste Stressabbau beginnt im Kopf

Gesunde Stressreaktionen sind erlernbar.

Man kann sich aber sehr wohl auch gesunde Stressreaktionen antrainieren. Voraussetzung ist, dass man die ständig ablaufenden ungesunden Bewertungsmuster ins Bewusstsein anhebt. Man muss sich ganz bewusst seine inneren Zwiegespräche, seine Gedankengänge, Einstellungen und Bewertungen in jeder Situation, in jeder Minute, ja in jeder Sekunde anschauen und dann entscheiden, ob diese Bewertung negativ, d.h. ungesund, oder positiv, also gesund ist. Dieses Verhalten kann man relativ rasch lernen. Es erfordert allerdings eine gewisse Einsicht, Disziplin, Aufmerksamkeit und Training.

In jeder Sekunde unseres Lebens haben wir die freie Wahl, uns für gesund oder krank, glücklich oder unglücklich, stark oder schwach, optimistisch oder pessimistisch zu entscheiden. Krank machen nicht die Stressfaktoren an sich, sondern eine unzureichende »Verarbeitung« der Stressoren, d.h. eine ungesunde Stressantwort.

Beantworten Sie sich selbst folgende Fragen:

- Welche Situation hat zu diesen Stressreaktionen bei mir geführt?
- Wie waren meine Gedanken, mein inneres Selbstgespräch?
- Wie war meine Bewertung?
- Wie könnte ich gesünder reagieren?
- Wie könnte ich anders bewerten?

Es ist nicht die Situation selbst oder der äußere Anlass, die zum Stress führen, sondern unsere Interpretation und Beurteilung ziehen Verhaltensweisen, Gefühle, Stressreaktionen nach sich. Haben Sie die Situation und Ihre Reaktion hierauf erkannt, achten Sie auf Ihr inneres Selbstgespräch: zum Beispiel »schon wieder dieser Ärger«, »das schaffe ich nie«, »was soll ich jetzt tun?«, »was wird jetzt von mir erwartet?«, »das wird schief gehen« usw.

Tatsächlich sind die meisten Menschen so negativ programmiert. Diese Gedanken laufen (unbewusst) automatisch ab. Sie müssen aber ins Bewusstsein geholt und angeschaut werden. Wenn Sie sich die Gedanken bewusst machen, können Sie sie kontrollieren und eine gesunde Aktion folgen lassen. Dies ist Voraussetzung für eine positive Auseinandersetzung mit der Situation und für eine gezielte Entspannung und/oder bewusste Auseinandersetzung.

Das sollten Sie tun:

- Versuchen Sie stressauslösende Gedanken und Selbstgespräche frühzeitig zu erkennen, zu bewerten und zu unterbrechen.
- Fassen Sie einen Entschluss, treffen Sie eine Entscheidung.
- Setzen Sie sich mit der wahrgenommenen Situation auseinander.
- Finden Sie eine Lösung.
- Rufen Sie bewusst angenehme Gedanken und Gefühle hervor.
- Suchen Sie gezielt Gelassenheit und Entspannung.
- Erleben Sie, dass Sie auch freudig gespannt statt ängstlich angespannt sein können.

Entspannung kann man lernen

Ziel der verschiedenen Entspannungstechniken ist es, insgesamt entspannter und ruhiger zu werden, um auch in akuten Situationen (siehe oben) gelassen und eben nicht gestresst zu reagieren. Für Entspannung muss man sich Zeit nehmen. Man muss es sich bequem machen und sich von äußeren Einflüssen (Telefon, Fernsehen, Termine) abschirmen. Die Auswahl der Entspannungstechnik richtet sich einerseits nach dem örtlichen Angebot an entsprechenden Kursen und andererseits nach den persönlichen Vorstellungen und Erwartungen. Hier soll deshalb nur kurz jeweils auf das Prinzip der verschiedenen Entspannungsverfahren hingewiesen werden.

Die meisten Entspannungsverfahren können einzeln oder in Gruppen durchgeführt werden. Oft werden sie in Gruppen erlernt, z.B. in Volkshochschulkursen oder Gesundheitszentren, und können dann selbstständig weiter angewandt werden.

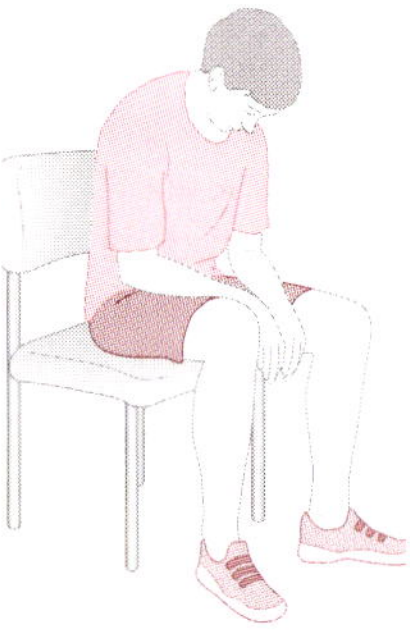

Die »Droschkenkutscherhaltung«, eine bequeme Ausgangsposition für autogenes Training und progressive Relaxation.

Autogenes Training

Autogenes Training kann am besten mit »selbstgestaltete, wiederholte Entspannungsübung« übersetzt werden. Damit kommt zum Ausdruck, dass die Entspannung einerseits durch Selbstanweisung erfolgt und andererseits regelmäßig wiederholt werden sollte. Die Technik des autogenen Trainings ist am einfachsten unter Anleitung in einem entsprechenden Kurs zu erlernen, und kann dann selbstständig weiter betrieben werden. Das autogene Training wird zur unterstützenden Behandlung der verschiedenen Erkrankungen eingesetzt. Es kann je nach Bedarf auf bestimmte Organsysteme abgestimmt werden.

Progressive Muskelrelaxation (nach Jacobson)

Der Sinn der progressiven Muskelrelaxation (»fortschreitende Muskelentspannung«) ist das Erleben von Anspannung und Entspannung, des Wechsels von Druck und Druckentlastung. Die Technik besteht darin, dass nacheinander sämtliche Muskelgruppen des Körpers vom Kopf bis zu den Zehen bewusst angespannt und wieder entspannt werden. Dies geschieht in einem gleichmäßigen Rhythmus in bequemer sitzender Stellung mit geschlossenen Augen. Die Technik ist relativ einfach erlernbar.

Entspannen Sie sich mit progressiver Muskelrelaxation

1. Unterarme

Anspannung: Ballen Sie eine Faust (etwa fünf bis acht Sekunden), und achten Sie auf das Spannungsgefühl in den Muskeln des Unterarms und der Hand.
Entspannung: Lassen Sie vollständig los (etwa 30 Sekunden). Beobachten Sie die Empfindungen im entspannten Unterarm und in der Hand (vielleicht Kribbeln, Wärmegefühl, Schweregefühl, angenehme Lockerung usw.). Wiederholen Sie die Übung mit beiden Fäusten.

2. Oberarme (Bizeps)

Anspannung: Spannen Sie die Bizepsmuskeln an, indem Sie die Arme beugen. Dabei sollten die Unterarmmuskeln möglichst entspannt bleiben.
Entspannung: Lassen Sie wieder ganz locker, und lassen Sie die Arme bequem ruhen. Achten Sie auf die im Vergleich zur Anspannung unterschiedlichen Empfindungen – auf die Lockerung und Lösung – in den Oberarmmuskeln.

3. Oberarme (Trizeps)

Anspannung: Spannen Sie nun die Trizepsmuskeln an, indem Sie die Arme strecken. Falls Sie im Liegen üben, lassen Sie dazu die Unterarme flach auf dem Boden liegen, und drücken Sie sie nach unten gegen die Unterlage. Die Handinnenflächen zeigen dabei nach oben.
Entspannung: Entspannen Sie sich wie bei Übung 2.

4. Schultern

Anspannung: Ziehen Sie die Schultern hoch, und spannen Sie die Schultermuskeln an.
Entspannung: Lösen Sie die Anspannung, und lassen Sie die Schultern fallen. Achten Sie auf die Entspannungsgefühle in den Schultern.

Die Muskelanspannung sollte nicht übertrieben werden. Mit zu großem Kraftaufwand erreicht man keine Entspannung, sondern genau das Gegenteil: Überanstrengung und Verkrampfung. Üben Sie deshalb nicht nach dem Motto »Viel hilft viel«!

5. Nacken
Drücken Sie den Kopf nach hinten, und spannen Sie die Nackenmuskeln an. Dann wieder ganz lockerlassen.

6. Gesicht
Zähne aufeinander beißen, Augen zusammenkneifen, Gesichtsmuskeln anspannen, indem Sie eine Grimasse machen. Dann das Gesicht wieder ganz loslassen.

7. Rückenmuskeln
Spannen Sie die Rückenmuskeln an, indem Sie die Schulterblätter nach hinten ziehen. Dann lösen Sie die Spannung der Rückenmuskeln vollständig.

8. Bauchmuskeln
Bauchmuskeln anspannen, indem Sie die Bauchdecke »hart« machen oder den Bauch einziehen oder herausdrücken. Bauchmuskulatur wieder lockerlassen.

9. Oberschenkel und Gesäßmuskeln
Kneifen Sie die Gesäßbacken zusammen, spannen Sie die Oberschenkel an. Dann lösen Sie die Spannung wieder.

10. Unterschenkel (Wadenmuskeln)
Drücken Sie Füße und Zehen nach unten (vom Gesicht weg), so dass Spannung in den Wadenmuskeln spürbar ist. Dann lassen Sie die Wadenmuskeln wieder ganz locker und die Beine bequem ruhen.

11. Unterschenkel (Schienbeinmuskeln)
Ziehen Sie Zehen und Füße in Richtung Gesicht, so dass Sie Spannung an Ihren Schienbeinen verspüren. Dann loslassen und Beine wieder bequem ruhen lassen.

Die »Zurücknahme« durch mehrmaliges Beugen und Strecken der Arme schenkt ein Gefühl von Erfrischung und neuer Lebensfreude.

12. Zurücknahme
Falls man anschließend nicht schlafen will, beendet man die Übung, indem man die Arme mehrmals fest anbeugt und streckt. Wenn man mag, kann man sich auch recken und strecken. Dann atmet man tief durch und schlägt die Augen auf.

Yoga oder Meditation?

Yoga oder Meditation zum Zweck der Entspannung werden häufig von Menschen bevorzugt, die sich für einen religiös-philosophischen Hintergrund interessieren. Bei statischen Yoga-Übungen kann es zu Blutdrucksteigerungen kommen. Der Blutdruck sollte daher gut eingestellt sein. Meditationen werden hingegen meistens ohne besondere Körperhaltungen durchgeführt. Es gibt zwar auch für diese Techniken Hilfen zur Selbstanleitung, besser ist es jedoch sich von einem Lehrer oder einer Lehrerin einweisen zu lassen.

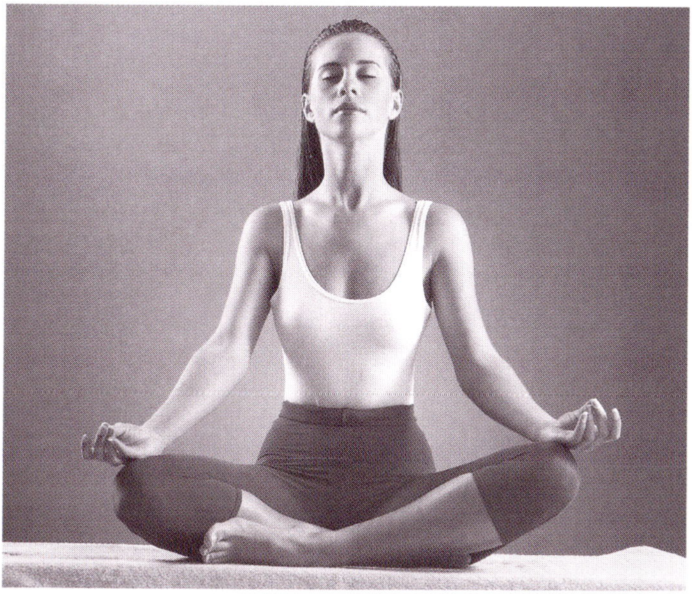

Yoga und Meditation eignen sich ebenfalls sehr gut zur Entspannung.

Die Bedeutung der Atmung

Die einfachste Entspannung geht über Bewusstes Atmen! Achten Sie mehrfach am Tag auf Ihre Atmung! Halte ich den Atem in bedrohlichen und unangenehmen Situationen an? Atme ich tief oder oberflächlich? Die Atmung läuft automatisch ab, aber sie ist auch willentlich beeinflussbar. Um tief und bewusst durchzuatmen, braucht keine Tätigkeit unterbrochen zu werden; man braucht keinen bestimmten Platz, und es geht in jeder Körperposition. Ziel der bewussten Atmung ist ein regelmäßiger Ein- und Ausatemstrom, beispielsweise mit einem Rhythmus von fünf bis sieben Sekunden für das Einatmen und ebenfalls für das Ausatmen.

BioFeed-back

BioFeed-back heißt »Rückmeldung biologischer (oder physiologischer) Reaktionen« an den Patienten. Dies geschieht meistens mit Hilfe von Apparaturen; so können etwa die Atemtiefe und die Atemfrequenz über ein optisches oder akustisches Signal (Lichtanzeige oder Ton) dem Patienten mitgeteilt werden. Dies versetzt ihn in die Lage, die Körperfunktionen in Richtung auf eine Entspannung hinzusteuern. So gelingt es auch, Körperreaktionen zu beeinflussen, die normalerweise nicht unserer willentlichen Kontrolle unterliegen, wie zum Beispiel der Blutdruck. Die direkte Rückmeldung des Blutdruckes ist erst in jüngster Zeit mit einem neuartigen Verfahren möglich geworden. Die Patienten können hierbei erstmalig die Erfahrung machen, dass sie eine direkte Einflussnahme auf ihren Blutdruck haben. Sie können diese Fähigkeit in weiteren Sitzungen vertiefen und erweitern.

Signale helfen, die Körperreaktionen zu erkennen und zu steuern.

Erholung, Schlaf, Urlaub, Hobbys

Zur allgemeinen Entspannung für jeden Herzpatienten gehören ausreichend Schlaf, erholsamer Urlaub und entspannende Nebenbeschäftigungen. Aber Hobbys können nicht nur entspannend sein, sondern – wenn sie wettbewerbsmäßig betrieben werden – ebenfalls zu Stress führen. Suchen Sie sich daher eine sinnvolle Beschäftigung, bei der Konkurrenz und Wettstreit keine Rolle spielen. Wenn Sie gleichzeitig etwas für die Natur tun wollen, ist zum Beispiel Gartenarbeit, Bäume und Sträucher pflanzen und pflegen eine sinnvolle Tätigkeit.

Vitamine und Medikamente gegen Herzinfarkt?

Wie einfach und bequem wäre es doch, wenn wir mit täglich einer Vitamin-Brausetablette oder einem Medikament eine sichere Pille gegen den Herzinfarkt einnehmen und alle Risikofaktoren vergessen könnten! Leider ist es aber nicht so einfach.

Viele Antioxidanzien in der Nahrung können vor Arteriosklerose schützen.

Die Vitamine haben eine wichtige Rolle als Vermittler von Abwehr- und Reparaturfunktionen der Körperzellen. Als so genannte Antioxidanzien können insbesondere die Vitamine E, C und Betakarotin (Provitamin A) wichtige Schutzfunktionen auch bei der Arteriosklerose-Entstehung übernehmen. Vitamine sind die natürlichen Gegner der freien Radikale (siehe S. 58 ff.), der aggressiven Sauerstoffmoleküle. Epidemiologische Untersuchungen Anfang der neunziger Jahre haben tatsächlich gezeigt, dass insbesondere ein hoher Vitamin-E-Spiegel als Schutzfaktor gegen den Herzinfarkt betrachtet werden kann. Entsprechende Therapiestudien mit Vitamin E aus den letzten Jahren erbrachten erste positive Ergebnisse hinsichtlich der Herzinfarkthäufigkeit: Hohe Dosen Vitamin E (400–800 I.E.) können zu einer Senkung des Infarktrisikos führen. Mit Vitamin C liegen bisher keine Therapiestudien vor. Welche Empfehlungen soll man nun geben?

Empfehlungen für die Vitaminzufuhr.

1. Es ist ratsam, auf eine ausreichende Zufuhr von Vitaminen *mit der Nahrung* zu achten. Man war jahrzehntelang der Auffassung, dass es bei dem Überangebot an Nahrungsmitteln in den wohlhabenden Industrieländern keinen Vitaminmangel mehr geben könne. Diese Ansicht ist so heute nicht mehr haltbar. Es kann tatsächlich trotz Überangebot zu einem relativen Vitaminmangel kommen. Mit viel *frischem* Obst und Gemüse lässt sich dem jedoch vorbeugen.
2. Für eine zusätzliche Zufuhr von Vitamin E sprechen erste Studienergebnisse. Dagegen zeigte die zusätzliche Einnahme von Betakarotin (Vitamin A) in zwei Studien eher ungünstige Effekte.
3. Von einer zusätzlichen Vitaminzufuhr profitieren am

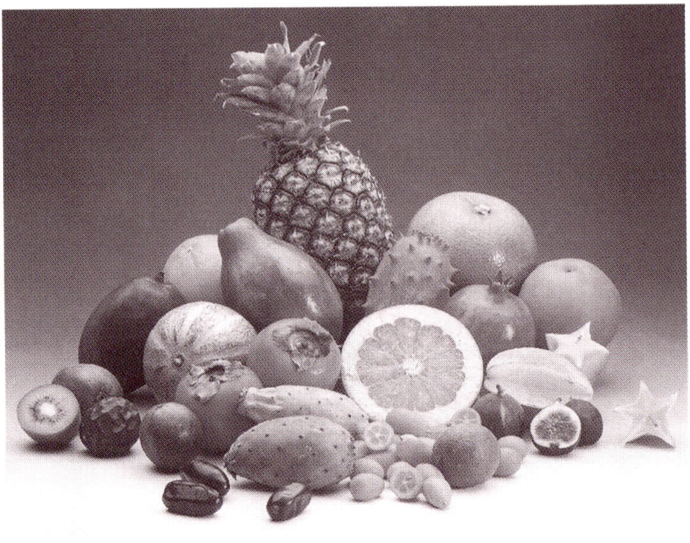

Mit Abwechslung und viel frischem Obst und Gemüse stimmt die Vitaminversorgung.

ehesten Menschen, die sich einseitig ernähren (z.B. Fast Food), Ältere und Personen, die besonderen Stressfaktoren ausgesetzt sind bzw. ein erhöhtes Herzinfarktrisiko tragen.

Medikamente

Aspirin ist bisher das einzige Medikament, für das eindeutig ein Nutzen in der Infarktverhütung nachgewiesen werden konnte. Dies gilt insbesondere für Patienten mit nachgewiesener koronarer Herzerkrankung und für Patienten, die bereits einen Infarkt hatten. Aber auch für Menschen mit noch gesunden Gefäßen wird ab einem gewissen Alter zur Vorbeugung (Primärprävention) bereits Aspirin empfohlen. Dies gilt insbesondere für Männer und Frauen ab dem vierten Lebensjahrzehnt mit einem erhöhten Risiko für Herzinfarkt. Für die Prävention reichen niedrige Dosen, zum Beispiel 75 bis 100 mg Aspirin pro Tag aus. Diese Empfehlungen sind allerdings nicht unumstritten.

Mit schöner Regelmäßigkeit tauchen immer wieder neue Präparate auf, die als so genannte »Wunderpille« gegen den Herzinfarkt propagiert werden. Für keine der Substanzen, weder für das »alte« Magnesium, noch für Adenosin, Co-Enzym Q und viele andere mehr, konnte bisher ein Nutzen in der Herzinfarktverhütung nachgewiesen werden.

Medikamente nach dem Herzinfarkt siehe Seite 158.

Lebensstiländerung – die effektivste Herzinfarktverhütung

Die persönlichen Risikofaktoren zu erkennen und bewusst zu beeinflussen ist nach wie vor der beste Weg zum Erfolg. Wie bereits ausführlich beschrieben, führen folgende Maßnahmen zur Verringerung der wichtigsten Herzinfarkt-Risikofaktoren:

1. Rauchen einstellen
2. mehr Bewegung
3. Stressabbau
4. Ernährungsumstellung

Mit diesem 4-Punkte-Programm wird nicht nur das Risiko für einen Herzinfarkt deutlich gemindert, sondern insbesondere auch die Lebensqualität deutlich gesteigert. Leider werden im Zusammenhang mit der Änderung des Lebensstils häufig die negativen Aspekte in den Vordergrund gestellt: Verzicht und Plackerei erwarten den »Delinquenten«. Dabei wird der Gewinn an Gesundheit und Lebenserwartung nur allzu oft übersehen. Es ist heute eindeutig nachgewiesen, dass eine Arteriosklerose – auch der Herzkranzgefäße – nicht nur gestoppt werden kann, sondern dass sie sogar zurückgeht, wenn die Risikofaktoren aufgrund von Veränderungen des Lebensstils verringert werden.

Weniger Risiko, mehr Lebensqualität.

Am leichtesten fällt eine Lebensstiländerung, wenn bereits ein Herzinfarkt eingetreten ist, da dann die Einsicht groß ist, dass sich etwas ändern muss. Sinnvoller und wirkungsvoller im Sinne der primären Prävention (Vorbeugung) ist die Lebensstiländerung jedoch, wenn sie bereits in jüngeren Jahren beginnt, zu einem Zeitpunkt, wenn noch keine schwer wiegenden Gefäßveränderungen eingetreten sind. Darüber hinaus können durch eine gesunde Lebensweise häufig Medikamente gegen hohen Blutdruck, erhöhte Blutfette und erhöhten Blutzucker gespart werden.

Auch die Veränderungen des Lebensstils wollen positiv betrachtet werden: Gesund sein macht Spaß – und außerdem hat man länger was vom Leben.

Alle Empfehlungen zur Raucherentwöhnung, zur Gewichtsabnahme, zur Senkung von Blutdruck, Blutfetten und Blutzucker, zu Entspannung und Stressabbau sowie zu mehr Bewegung und Lebensstiländerung gelten gleichermaßen für die Verhütung des ersten Herzinfarktes wie – nach erlittenem Infarkt – für die Verhütung eines weiteren.

Die Rehabilitation nach Herzinfarkt

Unter Rehabilitation versteht man die möglichst weitgehende Wiederherstellung unter Berücksichtigung medizinischer, psychologischer und sozialer Aspekte. Rehabilitationmaßnahmen sind insbesondere nach einem Herzinfarkt und nach einer Herzoperation angezeigt.

Das Ziel der Rehabilitation ist eine möglichst rasche Wiedereingliederung in das familiäre, soziale und berufliche Umfeld.

Frührehabilitation

Die erste Phase der Rehabilitation beginnt unmittelbar nach der Akutphase des Herzinfarktes bzw. nach einer Herzoperation oder einem anderen Eingriff im Krankenhaus. Hinsichtlich der Mobilisation hat sich in den letzten 20 Jahren ein dramatischer Wandel vollzogen: Wurden zum Teil noch in den siebziger Jahren Herzinfarktpatienten für vier bis sechs Wochen »fest im Bett gehalten«, um den Infarkt »auszuheilen« und eine »stabile« Infarktnarbe entstehen zu lassen, so beginnt heute beim unkomplizierten Herzinfarkt die Mobilisation bereits am ersten Tage nach dem Infarkt mit Übungen im Bett. Ein wohl dosiertes Bewegungsprogramm kann nicht früh genug einsetzen. Das Ziel ist es, eine möglichst frühzeitige Unabhängigkeit von pflegerischer Hilfe zu erreichen, die Belastbarkeit rasch zu steigern und damit eine baldige Entlassung aus dem Akutkrankenhaus zu ermöglichen und die Phase 2 der Rehabilitation, üblicherweise unter stationären Bedingungen in einer Reha-Klinik, einzuleiten. Die lange Liegedauer in früheren Jahren brachte viele medizinische und psychologische Probleme mit sich: Es kam häufiger zu Komplikationen, wie Lungenentzündung, Thrombosen und Embolien, der Muskelabbau war be-

Mobilisation: Patienten sollen möglichst bald wieder aufstehen, sich bewegen und unabhängig werden.

trächtlich und erschwerte die anschließende Mobilisation. Die Patienten fühlten sich dementsprechend kränker mit allen psychologischen Folgen.

Schonung schwächt das Herz.

Außerdem zeigte sich, dass der Infarkt durch die körperliche Schonung keineswegs besser »ausheilen« konnte. Im Gegenteil: die fast vollständige Entlastung des Herzens führte auch zum Abbau der Herzleistung. Aus diesem Grund werden heute selbst Patienten mit schweren Herzfunktionsstörungen erfolgreich mit einem wohldosierten Bewegungsprogramm »in Gang gebracht«. Die Mobilisation im Akutkrankenhaus erfolgt insbesondere durch eine krankengymnastische Behandlung.

In der Reha-Klinik

Eine Anschlussheilbehandlung (AHB) sollte möglichst ohne großen Zeitverzug für jeden Herzinfarkt-Patienten und natürlich auch für jeden am Herzen operierten Patienten eingeleitet werden. Die AHB-Maßnahme wird in der Regel vom Stationsarzt und dem Sozialdienst des Akutkrankenhauses in Absprache mit dem Patienten eingeleitet. Meistens besteht die Auswahl zwischen mehreren Reha-Kliniken. Der Patient hat dabei ein Mitspracherecht. Die letzte Entscheidung liegt jedoch heute meistens bei den Kostenträgern, d.h. bei den Rentenversicherungen und Krankenkassen. Die Sozialdienste der Akutkrankenhäuser sind über die verschiedenen Kliniken gut informiert und können den Patienten beraten, zum Beispiel auch, ob die Unterbringung von Angehörigen möglich ist usw. Die Dauer der stationären Rehabilitation beträgt heute durchschnittlich drei Wochen und kann aus medizinischen Gründen verlängert werden.

Die Qual der Wahl: in welche Reha-Klinik gehe ich?

Die Behandlungskonzepte unterscheiden sich in den verschiedenen Kliniken nicht wesentlich. Genaueres hierzu ist auch über den Sozialdienst der Krankenhäuser bzw. aus entsprechenden Klinikprospekten zu erfahren. Eine ambulante Rehabilitation wird bisher nur in begrenztem Ausmaß in einigen Großstädten durchgeführt.

Die stationäre Rehabilitation ist heute Standard und hat einen hohen Stellenwert erreicht. Ihr Hauptanliegen ist es, dem Patienten trotz Herzinfarkt und Herzoperation eine hohe Lebensqualität zu erhalten.

Aufgaben der Rehabilitation

1. Diagnostische Untersuchungen, insbesondere Belastungstests, zur Risikoeinstufung und Beurteilung der Prognose als Voraussetzung für ein optimales Bewegungsprogramm und zur Entscheidung über therapeutische Maßnahmen sowie zur Beurteilung der Wiedereingliederung ins soziale und berufliche Umfeld;
2. umfassende Aufklärung und Kenntnisvermittlung über die individuellen Risikofaktoren und deren Behandlungsmöglichkeiten zur Vermeidung eines erneuten Infarkts (Reinfarktprophylaxe);
3. Informationen und Motivation zur Lebensstiländerung und Gesundheitsbildung;
4. eine integrative Therapie unter Einbeziehung von Bewegungstherapie, physikalischer Therapie, psychologischer, ernährungsmedizinischer und verhaltenstherapeutischer Aspekte;
5. eine optimale medikamentöse Therapie zur Behandlung der Risikofaktoren und zur Reinfarkt-Prophylaxe;
6. sozialmedizinische Beurteilung, z.B. Bewertung der Erwerbsfähigkeit bei berufstätigen Patienten;
7. Erhaltung bzw. Wiederherstellung der Selbstständigkeit, um Pflegebedürftigkeit zu verhindern und die Wiedereingliederung ins familiäre bzw. soziale Umfeld zu ermöglichen;
8. Verbesserung der Prognose und der Lebensqualität.

Diese vielfältigen Aufgaben können gelingen, wenn der Patient optimal mitarbeitet und ein kompetentes Behandlungsteam zur Verfügung steht. Unter diesen Voraussetzungen ist gewöhnlich in wenigen Wochen ein sehr guter Behandlungserfolg zu erzielen.

Diagnostik

EKG, Belastungs-EKG, Echokardiogramm und entsprechende Laboruntersuchungen geben sehr gut Auskunft darüber, wie ausgeprägt der Infarkt war und wie sich der Infarkt auf die Pumpfunktion des Herzens, den Herzrhythmus und die Herzleistung ausgewirkt hat. Die Erfassung dieser Parameter unter zunehmender Mobilisation und standardisierter Belastung ist ganz entscheidend für die Risikoeinstufung und Beurteilung der langfristigen Prognose. Ein kleiner Infarkt kann vollständig, fast ohne Narbenbildung, ausheilen und die Pumpfunktion des Herzens nicht beeinträchtigen; es kann aber auch nach einem ausgedehnten Untergang von großen Gewebearealen zu einer schweren Beeinträchtigung der Pumpfunktion der linken Herzkammer kommen.

Aufgrund der Untersuchungen und des Behandlungsverlaufes in der Reha-Klinik werden eventuell auch die Entscheidungen für weitere diagnostische und therapeutische Schritte (z.B. Herzkatheter – wenn noch nicht erfolgt – oder operative Eingriffe, z.B. Bypass-Operation) getroffen werden.

Gesundheitsbildung

Unter Gesundheitsbildung versteht man Aufklärung über die Ursachen und die Behandlungsmöglichkeiten der Herz-Kreislauf-Erkrankungen, der Risikofaktoren und das Einüben eines (neuen) gesunden Lebensstil. Die Patienten erfahren in Vorträgen, Seminaren und Schulungen sowie Einzelgesprächen möglichst viel über die allgemeinen und ihre individuellen Risikofaktoren sowie die Ursachen und Behandlungsmöglichkeiten der koronaren Herzerkrankung.

Der Aufenthalt in der Reha-Klinik bildet die optimale Voraussetzung für eine integrative Therapie, d.h. eine Medizin, die im besten Sinne ganzheitlich alle Aspekte der Gesundheit berücksichtigt. Hierzu gehören insbesondere das ärztliche Gespräch, die Sport- und Bewegungstherapie, die Ernährungsberatung, die psychosomatische und sozialmedizinische Beratung und die physikalische Therapie. In der Rehabilitation können alle Aspekte der nichtmedikamentösen Therapie (gesunde Ernährung, Entspannung, Bewegung, Nikotinentwöhnung, Stressbewältigung usw.) erfahren, erlernt und bereits angewandt werden. So gelingt es dem Patienten später leichter, die verschiedenen Aspekte eines gesunden Lebensstils auch in seinem Alltag zu integrieren. Das ist der beste Schutz vor einem erneuten Herzinfarkt.

Es ist eindeutig belegt, dass eine Lebensstiländerung, die zu einer Verringerung der Risikofaktoren führt, die Herzkranzgefäßerkrankung nicht nur stoppen, sondern sogar einen Rückgang der Arteriosklerose bewirken kann. Andererseits ist ohne Änderung des Lebensstils und Beeinflussung der Risikofaktoren auch eine Bypass-Operation oder eine Katheterbehandlung nicht dauerhaft erfolgreich. Der Arterioskleroseprozess wird fortschreiten und nun auch die »neuen« Bypass-Gefäße, die das Übel überbrücken, befallen bzw. die mit dem Katheter eröffneten Gefäße wieder verschließen.

Inhaltlich sollten alle Aspekte vermittelt werden, die im Kapitel »Wie kann man einem (weiteren) Herzinfarkt vorbeugen?« im Detail besprochen wurden. In der Rehabilitation lassen sich die empfohlenen Maßnahmen unter fachgerechter Anweisung umsetzen. Es bleibt nicht bei der Theorie. Die konkrete Erfahrung, dass mit einer richtig dosierten Bewegungstherapie, durch gesunde Ernährung, Gewichtsreduktion usw. die körperliche Leistungsfähigkeit nach dem Infarkt deutlich gesteigert werden kann sowie Blutdruck und Stoffwechsel normalisiert werden können, zeigt dem Patienten – häufig erstmalig in seinem Leben –, was ein gesunder Lebensstil bedeutet und bewirkt. Diese Erfahrung ist auch später im Alltag, wenn er nicht mehr unter therapeutischer Anleitung steht, stets abrufbar für einen Neubeginn.

Themen der Gesundheitsbildung in der Rehabilitation:

- Aufklärung über Ursachen und Risikofaktoren des Herzinfarktes
- Erklärung der Medikamentenwirkung
- Entspannungstraining/BioFeed-back
- Stressbewältigung
- Raucherentwöhnung
- Diabetikerschulung
- Hypertonikerschulung
- Gewichtsreduktion
- gesunde Ernährung/praktische Ernährungsberatung
- spezielle Schulung für Bypass- und Herzklappenoperierte
- Schulung zur Gerinnungs-Selbstmessung

Psychosoziale Aspekte

Im Vordergrund steht die Hilfe zur Krankheitsverarbeitung. Der Herzinfarktpatient lernt, seinen Infarkt zu akzeptieren und als Chance für einen Neuanfang zu begreifen. Gespräche in Gruppen fördern die Kommunikation und verhindern die soziale Isolation. Es hat sich bewährt, die Gruppen nach Männern und Frauen zu trennen, da eine unterschiedliche emotionale Kommunikationslage besteht. In gleichgeschlechtlichen Gruppen wird der Austausch besser geför-

Es hilft, sich mit anderen Betroffenen auszutauschen.

dert, Probleme im Zusammenhang mit der Herzerkrankung intensiver besprochen und Ängste schneller abgebaut. Dabei ist es besonders wichtig, sich nicht zu sehr mit der Vergangenheit aufzuhalten, sondern mutig und gelassen in die Zukunft zu blicken und gesunde Strategien für den Alltag zu entwickeln.

Neuere Untersuchungen zeigen, dass eine zu starke psychosoziale Betreuung, zumindest bei Frauen, eher zu einem schlechteren Ergebnis in den nächsten zwölf Monaten führt. Bei dieser kanadischen Untersuchung wurden die Patientinnen zu Hause telefonisch kontaktiert und nach ihrer seelischen Befindlichkeit und nach Problemen befragt. Diese intensive »Fürsorge« führte offenbar zu paradoxen Reaktionen. Das (überraschend) ungünstige Ergebnis der psychologischen »Betreuung« bei Frauen scheint man so verstehen zu müssen: Sie wollen nicht immer wieder an Psyche und Probleme erinnert werden.

Die verschiedenen Aspekte (Risikofaktoren, mangelnde Körperwahrnehmung, psychische und soziale Isolation) müssen in der Therapie artikuliert und verbunden werden. Die Artikulation sollte sich dabei nicht allein auf die äußere Kommunikation, z.B. im Rahmen der »Herzgruppe« beschränken. Noch wichtiger ist es, den inneren Dialog (siehe S. 118) des einzelnen Herzinfarktpatienten zu etablieren und auszubauen. Herzinfarktpatienten haben häufig nicht nur einen Mangel an Körperwahrnehmung (sie achten nicht auf ihre Symptome, nehmen sie nicht ernst, verdrängen), sondern sind auch nicht in der Lage, ihre innere Stimme wahrzunehmen und den inneren Dialog aufzugreifen.

Lernen Sie, auf Ihren Körper und Ihre innere Stimme zu hören.

Wichtig ist die praktische Einübung von Entspannungstechniken und Stressbewältigungsstrategien, die Schulung zur Raucherentwöhnung und ein emotionales Kommunikationstraining.

Da Reha-Kliniken häufig landschaftlich schön gelegen sind, sollte auch die Umgebung in die Therapie miteinbezogen werden. Wenn die Natur von Patienten und Therapeuten nicht nur als schöne Kulisse und Panorama betrachtet wird, sondern als natürlicher Quell für Gesundheit, Kraft, Entspannung und Energie, so ist viel gewonnen. Viele Menschen lassen diese natürliche Energieressource leider ungenutzt.

Psychologen und Sporttherapeuten können den Patienten in der Rehabilitation die vielfältigen Möglichkeiten der »Energiegewinnung« in der Natur vermitteln.

Biofeedback

Insbesondere Biofeedbackverfahren sind geeignet, dem Patienten die Erfahrung zu vermitteln, dass er die Möglichkeit hat, auf seine Kreislauffunktionen, beispielsweise Blutdruck und Puls, Einfluss zu nehmen und den Stressfaktoren nicht schutzlos ausgeliefert ist.

Biofeedback bedeutet die Rückmeldung (Feedback) biologischer Vorgänge und Körperfunktionen, die normalerweise nicht der bewussten Wahrnehmung, Kontrolle und Steuerung unterliegen. Hier sind insbesondere die autonomen (vegetativen) Regulationsmechanismen im Herz-Kreislauf-System und der Atmung gemeint. Biofeedbackverfahren ermöglichen die Registrierung und Rückmeldung physiologischer Daten über optische und/oder akustische Darstellungen. Dies ist die Voraussetzung dafür, dass Körpersignale in die therapeutisch gewünschte Richtung verändert werden. So kann zum Beispiel in einer diagnostischen Sitzung zunächst ermittelt werden, bei welchen Stressfaktoren der Blutdruck ansteigt.

Biofeedback heißt, Körpervorgänge sichtbar machen und gezielt beeinflussen.

Mit gezielter Entspannung und bewussten Stressverarbeitungsstrategien gelingt es dem Patienten, anschließend in den therapeutischen Sitzungen seinen Blutdruck zu beherrschen und zu senken. Die Patienten erfahren erstmalig, wie schnell sich der Blutdruck in jede Richtung verändern kann und dabei direkt ihrem »Innenleben« folgt.

Sport- und Bewegungstherapie

Die richtig dosierte und kontrollierte Bewegungstherapie spielt eine ganz überragende Rolle in der Rehabilitation. Grundlage für die Einteilung in verschiedene Belastungsgruppen bilden die Belastungstests auf dem Fahrradergometer bzw. dem Laufband, die echokardiographisch ermittelte Herzfunktion, Alter und zusätzliche Begleiterkrankungen. Bis ins hohe Alter und auch bei eingeschränkter Herzfunktion kann die richtig dosierte Bewegungstherapie eine messbare objektive Verbesserung der Leistungsfähigkeit und damit der Lebensqualität bewirken.

Mit Spaß Sport treiben erhöht die Lebensqualität und verbessert die Leistungsfähigkeit.

Im Vordergrund der Sport- und Bewegungstherapie sollte nicht der Leistungsgedanke stehen, sondern Spaß an der Bewegung, spielerischer Umgang mit den Mitpatienten und Freude über den Trainingserfolg. Insbesondere Herzinfarktpatienten neigen dazu, ihre Leistungsfähigkeit ausschließlich an der auf dem Ergometer erreichten Wattzahl zu messen. Das Ergometertraining als alleinige Form der Bewegungstherapie ist daher problematisch und unzureichend.

Medikamente

Nichtmedikamentöse Maßnahmen und medikamentöse Therapie schließen sich nicht gegenseitig aus, sondern ergänzen sich in sinnvoller Weise. Je mehr die nichtmedikamentösen Maßnahmen greifen und erfolgreich sind, um so eher kann die Medikamentendosis reduziert werden oder es kann sogar ganz auf Medikamente verzichtet werden. Allerdings ist eine der wesentlichen Aufgaben der Rehabilitation auch die optimale medikamentöse Einstellung im Sinne der Sekundärprävention, d.h. zur Verhinderung eines erneuten Infarktes oder anderer Herz-Kreislauf-Komplikationen einzuleiten. Jede medikamentöse Therapie sollte heute nach dem Grundsatz »so viel wie nötig und so wenig wie möglich« durchgeführt werden, das gilt insbesondere auch für die Therapie der koronaren Herzkrankheit sowohl in der Primärprävention vor einem Infarkt als auch in der Sekundärprävention nach dem Infarkt.

Medikamente: So viel wie nötig, so wenig wie möglich.

Mit zunehmender Mobilisation in der Rehabilitation verändern sich Blutdruck, Pulsfrequenz und andere Herz-Kreislauf-Parameter sowie Stoffwechselwerte deutlich im Vergleich zum Akutkrankenhaus und nähern sich den »Alltagsbedingungen«. Dementsprechend muss häufig die medikamentöse Therapie angeglichen werden, um so die optimale Einstellung für das anschließende Alltagsleben zu finden. Es steht heute eine breite Palette von gut wirksamen und nebenwirkungsarmen Herz-, Kreislauf- und Stoffwechselmedikamenten zur Verfügung. Diese ermöglichen es zusammen mit den nichtmedikamentösen Maßnahmen, die meisten Patienten mit normalem Blutdruck, normaler Pulsfrequenz und normalem Stoffwechsel (Fett- und Zuckerstoffwechsel) nach Hause zu entlassen. Dies ist die beste Voraussetzung dafür, dass kein erneuter Herzinfarkt auftritt. Es ist daher auch ganz wesentlich, dass das individuell erarbeitete Therapieschema auch zu Hause unter Alltagsbedingungen fortgeführt wird und der Hausarzt die Medikation übernimmt, es sei denn, es gibt schwer wiegende Gründe für eine Änderung der Therapie. Eine Verschlechterung des Gesundheitszustandes einige Wochen nach der Entlassung aus der Rehabilitation ist leider nicht selten auf eine leichtfertige Änderung der medikamentösen Therapie zurückzuführen, sei es, dass der Patient selbst sich nicht mehr an die Medikation gehalten hat oder ärztlicherseits eine Medikamentenänderung verordnet wurde.

Die Medikamente müssen auch nach der Rückkehr nach Hause weitergenommen werden.

Sozialmedizinische Beurteilung

Zum Abschluss der Rehabilitation sollte für den Patienten weitestgehend geklärt sein, welche Alltagsbelastungen er in Beruf, Haushalt und Freizeit durchführen kann und darf. Dies sollte spätestens beim Abschlussgespräch mit dem behandelnden Arzt geklärt werden. Grundlage dieser Beurteilung sind natürlich die während des Reha-Aufenthaltes getestete körperliche Leistungsbreite, die Beschwerden des Patienten und die Art der Erkrankung bzw. des Eingriffes. Der Grad der Behinderung (GdB) als Maß für den Umfang der Beeinträchtigung des alterstypischen Lebens bezieht sich zunächst nicht auf die Erwerbsfähigkeit. Der GdB beträgt zum Beispiel 50 bis 70 %, wenn bereits bei 50 Watt Belastung auf dem Ergometer krankhafte Veränderungen festgestellt werden (EKG-Veränderungen, Angina pectoris, Herzrhythmusstörungen). Nach Eingriffen am Herzen (einer Bypass-, einer Herzklappen- oder einer anderen Herzoperation) beträgt der GdB mindestens 30 %. Gelegentlich ist eine endgültige und abschließende Beurteilung nicht möglich, da die medikamentöse Therapie beispielsweise noch nicht ausgeschöpft ist und der volle Erfolg sich erst nach einigen Wochen einstellen wird.

Der Patient hat seinen Rehabilitationsaufenthalt optimal genutzt, wenn er alle Angebote für sich nutzt und bereits während des Reha-Aufenthaltes Überlegungen anstellt, wie er sein ganz persönliches Reha-Programm zu Hause im Alltag fortsetzen wird. Das gesamte Therapeutenteam stellt gerne Tipps für den Alltag zur Verfügung. Grundlage für eine umfassende Lebensstiländerung sind die empfohlenen Maßnahmen, die unter den einzelnen Risikofaktoren jeweils ausführlich besprochen wurden. Zur Verhütung eines Reinfarktes gelten die gleichen Rezepte wie zur Verhütung (Prävention) des ersten Herzinfarktes. Hinsichtlich der Sport- und Bewegungstherapie muss die individuelle Herzleistung berücksichtigt werden. Dies geschieht z.B. in vorbildlicher Weise im Rahmen der ambulanten Herzsportgruppen, denen sich eigentlich jeder Herzinfarktpatient anschließen sollte. Die Adressen der Herzsportgruppen können über die Deutsche Gesellschaft für Prävention und Rehabilitation erfragt werden (siehe Anhang).

Nehmen Sie aus der Reha möglichst viel mit in den Alltag.

Zur Berechnung der Trainingspulsfrequenz siehe S. 109

Zurück im Alltag

Die wichtigste Frage für jeden Herzinfarktpatienten ist: »Wie geht es zu Hause weiter, was kann ich mir noch zumuten, was kann ich leisten?«. Während des Aufenthaltes in der Rehabilitationsklinik sollte der Patient optimal auf seinen Alltag vorbereitet werden. Die mittels EKG, Belastungs-EKG und Echokardiographie ermittelte Herzfunktion und die gemessene Belastbarkeit sind die wichtigsten Anhaltspunkte für die Alltagsempfehlungen. Allerdings ist es nicht unproblematisch, die geleistete Wattzahl vom Fahrradergometer in alle Alltagssituationen zu übertragen. Nicht die Leistung allein (Wattzahl) ist entscheidend, sondern die Art, *wie* ich mich belaste. Das heißt, die emotionale Beteiligung und die innere Einstellung bei jeder körperlichen Belastung haben enormen Einfluss auf die Herzarbeit: Es ist ein großer Unterschied, ob ich mit 125 Watt entspannt und mit Freude auf dem Heimtrainer radle oder ob ich mit der gleichen Wattzahl unter Termindruck hinter einem anfahrenden Bus herlaufe. Die Herzarbeit – gemessen am Blutdruck und an der

Pulsfrequenz – wird in der Stresssituation bei der gleichen Leistung/Anstrengung sehr viel höher sein. Damit wird deutlich, wie wichtig neben der Bewegungstherapie und der Steigerung der körperlichen Leistungsfähigkeit gleichzeitig die Stressbewältigung und die Entspannungstherapie sind. Körperliche Fitness lässt sich mit entsprechendem Training relativ einfach erreichen. Schwieriger ist es, seine Einstellung zur Leistung zu überdenken und zu verändern. Glücklicherweise gelingt es vielen Herzinfarktpatienten, ihr Leben nach dem Herzinfarkt neu zu ordnen, Wichtiges von Unwichtigem besser zu trennen und gesunde Prioritäten zu setzen. Überspitzt könnte man formulieren, dass manche Leute erst einen Herzinfarkt brauchen, um das Leben richtig schätzen zu lernen und sich nicht mit unwichtigen Dingen aufzuhalten und zu »stressen«.

Leistung mit und ohne Stress – ein großer Unterschied.

Es kommt nun darauf an, sich nicht zum Sklaven von Haushalt und Garten zu machen – »der Garten kann warten« –: dann ist fast alles erlaubt. Bei jeder Arbeit muss das richtige Maß zwischen Aktivität und Anstrengung, Entspannung und Muße gefunden werden.

Jede Überanstrengung, sowohl körperlich als auch psychisch, ist zu vermeiden. Bei jeder körperlichen Tätigkeit muss die Luft ausreichen, um sich noch mühelos zu unterhalten. Dabei sollten Sie ruhig und gleichmäßig atmen. Vermeiden Sie das Heben und Tragen schwerer Lasten und besonders die Pressatmung bei solchen Tätigkeiten.

Bei sportlichen Aktivitäten, etwa im Rahmen der ambulanten Herzgruppe, sind folgende einfache Regeln zu beachten:

1. Trainingspuls nicht überschreiten (siehe S. 109). Allerdings ist eine Überängstlichkeit unbegründet: Ein gelegentliches Überschreiten des Pulslimits hat keine dramatischen Folgen!
2. Die Luft sollte ausreichen, um sich normal mit einem Trainingspartner unterhalten zu können.
3. Warnsymptome wie Angina, Schwindel und Luftnot ernst nehmen, und
4. immer Nitro mitnehmen und bei Bedarf auch anwenden.

Leider sparen viele Patienten unnötigerweise mit Nitrokapseln oder -spray: Nitroglyzerin ist eine sehr hilfreiche und manchmal lebensrettende Substanz, die so gut wie keine schwer wiegenden Nebenwirkungen hat und auch häufiger ohne negative Folgen angewandt werden kann – außer eventuell harmlosen Kopfschmerzen.

Gelegentlich empfiehlt sich sogar der vorsorgliche Gebrauch von Nitrospray oder -kapseln, etwa bei Patienten, die trotz medikamentöser Therapie oder Bypass-Operation nicht vollständig beschwerdefrei sind. Diese Patienten sollten durchaus vor einer körperlichen Belastung das Nitrospray verwenden. Nitrospray ist übrigens nicht nur hilfreich bei Angina pectoris, sondern auch bei Atemnot.

Keine Angst vor Nitrosprays.

Vielerorts existieren ambulante Herzgruppen, die unter Anleitung eines ausgebildeten Übungsleiters und unter ärztlicher Aufsicht regelmäßig ein Bewegungsprogramm absolvieren. Je nach Belastbarkeit gibt es verschiedene Übungs- und Trainingsgruppen. Ideal ist, wenn über die Bewegungstherapie hinaus auch andere Aspekte eines gesunden Lebensstils angesprochen werden, wie Entspannungstherapie, Stressbewältigungsstrategien, gesunde Ernährung, Raucherentwöhnung usw. Die Herzgruppe hilft natürlich auch, eine soziale und psychische Isolation zu überwinden.

Schauen Sie sich an Ihrem Wohnort nach einer ambulanten Herzgruppe um.

Sexualität

Das Risiko, während sexueller Aktivität einen Herzinfarkt zu erleiden, ist selbst für Patienten, die bereits einen Infarkt hatten, sehr gering. Sexuelle Betätigung ist deshalb keinesfalls »verboten«. Wahrscheinlich löst sogar die Furcht vor negativen Folgen durch sexuelle Betätigung und die ängstliche Zurückhaltung mehr Probleme aus als ein normaler Sexualverkehr. Natürlich ist gerade im Hinblick auf die Sexualität nach einem Infarkt die partnerschaftliche Unterstützung sehr wichtig. Schließlich kann sich auch in diesem Bereich Leistungsdruck sehr schädlich auswirken, bis hin zur Impotenz.

Einige wichtige Regeln sollten dennoch beachtet werden: Wählen Sie möglichst Positionen aus, die wenig körperlich anstrengend sind und an die Sie gewöhnt sind. Geschlechtsverkehr sollte möglichst nicht unter Zeitdruck stattfinden, nicht nach großen Mahlzeiten oder übermäßigem Alkoholgenuss. Ähnlich wie bei anderen körperlichen Belastungen können auch vor dem Geschlechtsverkehr Nitrospray oder -kapseln vorbeugend angewandt werden, wenn es dabei erfahrungsgemäß zur Angina oder Atemnot kommt.

Auch für Sex gilt: mehr Muße, weniger Stress.

Autofahren

Autofahren war sicher vor 20 oder 30 Jahren noch eine entspannende Angelegenheit, gehört heute aber zu den stressreichsten alltäglichen Aktivitäten. Insofern ist auch wieder die ganz entscheidende Frage, *wie* man Auto fährt. Insbesondere für den Umgang mit Staus, Hektik, Zeitnot usw. gelten die Empfehlungen, die bereits zur Stressbewältigung ausgeführt wurden (siehe S. 117f.). Die Teilstrecken sollten nicht zu lang sein, und regelmäßige Pausen sind wichtig.

Auch beim Autofahren gilt: Ruhe ist angesagt!

Ansonsten ist Autofahren auch nach dem Herzinfarkt erlaubt, es sei denn, es gibt Einschränkungen wegen schwer wiegender Komplikationen (beispielsweise schwere Rhythmusstörungen). Da Herzinfarktpatienten auf Dauer Medikamente einnehmen müssen, ist der gleichzeitige Konsum von Alkohol – auch in geringer Dosis – nicht erlaubt, wenn sie autofahren wollen.

Flugreisen

Flugreisen sind auch für Herzinfarktpatienten möglich. Insbesondere kürzere Flüge von zwei bis drei Stunden sind in der Regel unproblematisch. Bei Interkontinentalflügen mit größeren Zeitverschiebungen und in feuchtheißes Klima sollte unbedingt vorher der Arzt gefragt werden. Prinzipiell gibt es auch hier keine Einwände, wenn die Herzfunktion normal ist, der Patient keine Beschwerden hat und keine Komplikationen bekannt sind. Da der Druckausgleich in etwa zehn Kilometern Höhe nicht vollständig ist, entspricht der Sauerstoffdruck etwa demjenigen auf 2000 Höhenmeter im Gebirge.

Sauna

Saunabesuche sind für Herzinfarktpatienten erlaubt bzw. sogar empfehlenswert, wenn das Saunieren richtig betrieben wird: Sehr langsame Steigerung und keine extremen Temperaturen, das sind die wichtigsten Regeln. Man sollte sich mit relativ niedrigen Anfangstemperaturen an die Sauna gewöhnen und dann langsam steigern. Auf keinen Fall darf anschließend das kalte Tauchbecken benutzt werden, da es dabei zu Blutdruckanstiegen von 200 bis 300 mmHg systolisch kommen kann. Nach dem Saunagang sollte man lauwarm und dann eventuell ganz zum Schluss kurz kalt abduschen. Sauna regt den Stoffwechsel an und führt zu Salzverlust über die Haut: beides für Herz-Kreislauf-Patienten positive Effekte. Die Pulsbeschleunigung sollte den für andere Aktivitäten und Sportarten festgelegten Trainingspuls nicht überschreiten.

Langsam steigern und extreme Temperaturwechsel vermeiden.

Heiße Wannenbäder und Schwimmen im Eiswasser sind wegen der extremen Temperaturen nicht zu empfehlen. Bei Wechselbädern bzw. Wechselduschen sollten die Temperaturen wegen der Kreislaufbelastung daher »moderat« sein.

Schwimmen

Schwimmen ist bei normaler Herzfunktion und normalem Herzrhythmus sowie gut eingestelltem Blutdruck erlaubt. Der Druck des Wassers auf den Körper, insbesondere den Brustkorb, führt zu erheblichen Umstellungen von Herz-Kreislauf-Reflexen, die bei schlechter Pumpfunktion des Herzens und Herzrhythmusstörungen Schwierigkeiten bereiten können. Daher ist auf jeden Fall der Arzt zu konsultieren, bevor ein Schwimmtraining durchgeführt wird. Eine Mindestbelastung von 1,5 Watt pro Kilogramm auf dem Fahrradergometer ist Voraussetzung für das Schwimmen – zumindest für wenig bis mäßig geübte Schwimmer. Ein guter Schwimmer muss noch ca. 1 Watt pro Kilogramm Körpergewicht erreichen (z.B. 70 Watt bei einem Körpergewicht von 70 Kilogramm).

Beruf

Die berufliche Wiedereingliederung und die Wiederherstellung der Erwerbsfähigkeit sind ganz wichtige Rehabilitationsziele. Hier kommt es natürlich im Einzelnen auf die individuelle psychische und physische Belastung am Arbeitsplatz an. Diese Aspekte sollten in der Reha-Klinik bereits angesprochen und geklärt werden.

Es ist nahe liegend, dass einige Patienten ihren Herzinfarkt zum Anlass nehmen, um eine Frühberentung zu erwirken, auch wenn die objektive Leistungsfähigkeit durchaus für die weitere Berufstätigkeit ausreicht. Die Erfahrung zeigt, dass bei vielen Patienten, die dann tatsächlich ihr Rentenbegehren durchsetzen konnten, nach einigen Monaten durchaus wieder der Wunsch besteht, die Arbeit aufzunehmen, da der soziale Kontakt und die Selbstbestätigung in der Arbeit fehlen.

Die Entscheidung »Rente oder Beruf?« will gut überlegt sein.

Die Reha-Berater der Rentenversicherungsträger (BfA, LVA, Knappschaft usw.) können bereits während des Aufenthaltes in der Reha-Klinik zusammen mit dem Sozialdienst über eventuell notwendige Umsetzungen am Arbeitsplatz, Umschulungen usw. beraten.

Die Grunderkrankung: koronare Herzkrankheit

Die Herzkranzgefäßerkrankung (koronare Herzkrankheit oder KHK) ist die zugrundeliegende Erkrankung, bei der es im weiteren Verlauf zum Herzinfarkt kommen kann. Die KHK entwickelt sich auf dem Boden der Risikofaktoren über einen längeren Zeitraum und kann lange Zeit »stumm«, d.h. ohne Beschwerden oder Symptome verlaufen. Tatsächlich macht sich bei der Mehrzahl der Patienten die KHK gleich mit einem Infarkt bemerkbar. Nur ca. 30 bis 40% der Herzinfarktpatienten hat schon vor dem ersten Infarkt Symptome der KHK wie Angina pectoris. Daher ist es sehr wichtig, die KHK bereits in einem frühen Stadium zu erkennen – wenn noch keine Beschwerden vorhanden sind, aber ein hohes Risiko besteht. Die diagnostischen Aspekte und die verschiedenen Untersuchungstechniken, die hier beschrieben werden, haben auch große Bedeutung bei den Nachuntersuchungen von Infarktpatienten.

Tückisch: bei den meisten Patienten bleibt die koronare Herzkrankheit bis zum Infarkt unentdeckt.

Die Diagnose der koronaren Herzkrankheit stützt sich im Wesentlichen auf die Symptomatik und die Krankengeschichte des Patienten, das EKG, das Belastungs-EKG, die Ultraschalluntersuchung des Herzens (Echokardiographie) und den Herzkatheter bzw. die Koronarangiographie.

Symptome

Die Angina pectoris (Herzenge) ist das »klassische« Symptom der koronaren Herzerkrankung. Charakteristischerweise handelt es sich um einen starken Druck bzw. ein Engegefühl hinter dem Brustbein, das die Brust gürtelförmig oder wie ein Reif umspannt. Es gibt eine typische Ausstrahlung in die Innenseite des linken Armes bis zu den Fingerspitzen oder in den Hals und den Rücken oder auch in die rechte Brustseite; sie muss aber nicht in jedem Fall auftreten. Die Angina kann häufig durch körperliche Anstrengung, durch

Kälte oder auch durch Aufregung provoziert werden. Ein weiteres Merkmal ist, dass der Angina-pectoris-Schmerz auf die Gabe von Nitroglyzerin (in Spray- oder Kapselform) verschwindet bzw. sich deutlich bessert. Die Angina-pectoris-Anfälle halten in der Regel nur wenige Minuten an. Die Dauer des Herzschmerzes ist ein ganz wichtiges Unterscheidungsmerkmal; harmlose, so genannte funktionelle Herzbeschwerden, die relativ häufig sind, halten oft sehr viel länger an: Stunden, manchmal sogar den ganzen Tag oder mehrere Tage.

Herzschmerzen selbst sind ein sehr häufiges Symptom. Tatsächlich sind die meisten Schmerzen, die in der Herzgegend empfunden werden, harmlos und nicht Ausdruck einer schwer wiegenden Herzerkrankung. Als harmlos können die Schmerzen gelten, die mehr punktförmig linksseitig in der Herzgegend und ohne typische Ausstrahlung auftreten. Natürlich muss gerade mit zunehmendem Alter und bei Risikopersonen, d.h. wenn die »klassischen« Herzinfarkt-Risikofaktoren vorliegen, bei neu auftretenden Herzschmerzen immer ein Arzt konsultiert werden, um über weitere diagnostische Maßnahmen zu entscheiden. Häufiger treten die »harmlosen« Herzbeschwerden allerdings bei jüngeren Patienten ohne Risikofaktoren auf.

Für die koronare Herzerkrankung typische Symptome sind:

- Herzenge (Angina pectoris)
- Atemnot bei körperlicher Belastung
- Herzrhythmusstörungen

Ungewöhnliche Atemnot unter körperlicher Belastung ist ein weiteres häufiges Symptom, welches auf eine koronare Herzerkrankung hindeutet. Nicht wenige Patienten mit koronarer Herzerkrankung erleben nie eine typische Angina pectoris, leiden jedoch unter zunehmender Luftnot.

Als drittes Hauptsymptom sind Herzrhythmusstörungen zu nennen. Werden Herzrhythmusstörungen subjektiv wahrgenommen, durch Aussetzer oder Extraschläge, insbesondere in Verbindung mit leichter und rascher Ermüdbarkeit, so sollte dringend eine ärztliche Abklärung erfolgen. Das Spektrum der Herzrhythmusstörungen reicht von häufig vorkommenden harmlosen Extraschlägen bis hin zu schwer wiegenden Formen mit Ohnmachtsanfällen. Die Differenzierung zwischen harmlosen und bedrohlichen Herzrhythmusstörungen kann nur mit dem EKG bzw. einem Langzeit-EKG über den gesamten Tag erfolgen.

Tab. 11: Vergleich der Symptome von Angina pectoris und harmlosem Herzschmerz

	Angina pectoris	harmloser Herzschmerz
Lage	hinter dem Brustbein flächig	in der linken Brust punktuell
Ausstrahlung	in den linken Arm, den Hals, die linke oder rechte Brust, den Rücken	meistens keine Ausstrahlung
Charakter	Druck, Enge, reifen- oder gürtelförmig	Stechen, Ziehen
Dauer	Minuten	Stunden, Tage
Auslöser	körperliche Anstrengung, Kälte, Stressfaktoren	Stressfaktoren, häufig Besserung bzw. Verschwinden unter körperlicher Belastung
Wirkung von Nitroglyzerin	rasche Besserung oder Verschwinden bei Gabe von Nitrospray oder -kapsel	keine Besserung, häufig Kopfschmerzen als Nebenwirkung

Extraschläge (Extrasystolen) sind die häufigste Form von Herzrhythmusstörungen und kommen mehr oder weniger bei jedem Menschen gelegentlich in geringer Anzahl vor. Treten sie jedoch regelmäßig auf und überschreiten sie ein gewisses Maß, so sind sie als Ausdruck einer Herzerkrankung zu werten. Vom Laien bzw. Patienten werden Herzklopfen und Herzrhythmusstörungen häufig gleich gesetzt. Die mechanische Herzaktion, d.h. die Pumpaktion des Herzens, wird mit zunehmendem Alter häufiger als Herzklopfen empfunden. Die Tatsache, dass man sein Herz klopfen bzw. pumpen spürt, bedeutet jedoch an sich noch nichts Krankhaftes. Insbesondere im Bett bei Linksseitenlage auf dem Herzen ist es nicht ungewöhnlich, das Pumpen des Herzens wahrzunehmen. Hinzu kommt, dass im Bett und in Ruhe die Aufmerksamkeit und die eigene Körperwahrnehmung im Vergleich zum Tagesablauf erhöht ist.

Das Herz schlagen zu spüren, ist nicht ungewöhnlich

Treten also typische Herzbeschwerden, Atemnot oder Herzrhythmusstörungen auf, sollte unbedingt ein Arzt konsultiert werden, um die weitere Diagnostik durchzuführen.

Untersuchungen

EKG (Etektrokardiogramm)

Die Aufzeichnung der Herzstromkurve in Ruhe oder unter körperlicher Belastung (Belastungs-EKG) ist nach wie vor die wichtigste Untersuchungsmethode zur Diagnose einer koronaren Herzerkrankung und stellt die Basis aller Untersuchungsverfahren dar. Finden sich im Ruhe-EKG bereits Hinweise auf eine koronare Herzerkrankung (KHK) und sind die Beschwerden typisch, so ist die Diagnose bereits sehr wahrscheinlich. Andererseits schließt ein normales Ruhe-EKG selbst eine schwere KHK nicht aus. Das Belastungs-EKG ist sehr viel empfindlicher, da hier Veränderungen aufgezeichnet werden können, die unter Ruhebedingungen nicht vorhanden sind, sondern erst unter körperlicher Belastung auftreten und auf eine Durchblutungsstörung des Herzmuskels hinweisen.

EKG: gehört zur Routine bei Herzuntersuchungen

Echokardiographie

Als Echokardiographie bezeichnet man die Ultraschalluntersuchung des Herzens. Mithilfe der Echokardiographie können die Größe der vier Herzkammern, die Herzklappen und insbesondere auch die Pumpfunktion des Herzens beurteilt werden. So gelingt es, verschiedenste Herzveränderungen, die sich im Gefolge einer koronaren Herzerkrankung einstellen, wie Vergrößerung der linken Herzkammer, Einschränkung der Pumpleistung und Bewegungsstörungen in Ruhe und unter Belastung (sog. Stress-Echo) von minderdurchbluteten Herzwandarealen, zu dokumentieren. Die Herzkranzgefäße selbst können allerdings mit der Echokardiographie nicht beurteilt werden. Dies gelingt mit der Herzkatheteruntersuchung. Diese ist insbesondere angezeigt,

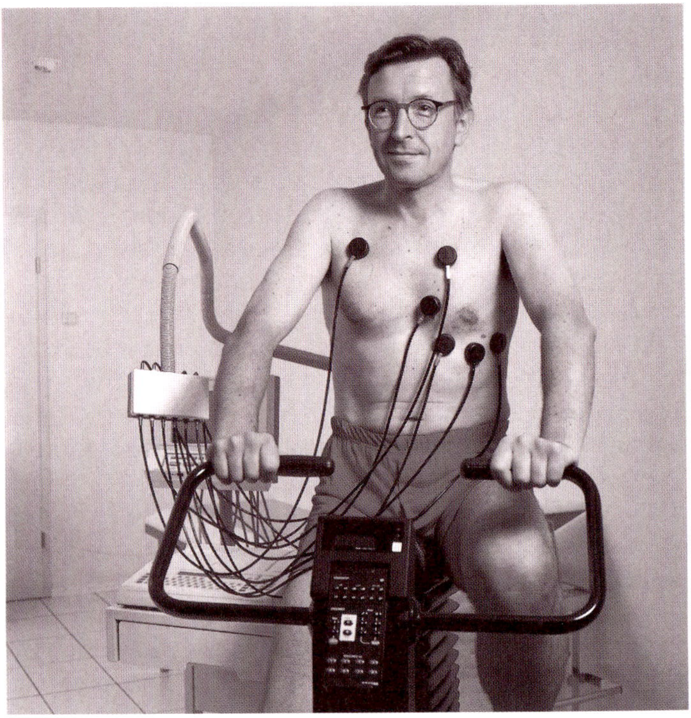

Das Belastungs-EKG wird häufig mit dem Fahrrad-Ergometer aufgezeichnet.

wenn sich aufgrund des EKGs oder des Echos Hinweise für eine koronare Herzerkrankung ergeben und die medikamentöse Therapie nicht ausreicht, um alle Symptome, wie Angina, Luftnot und Herzrhythmusstörungen, zu beseitigen.

Herzkatheter

Während EKG und Echokardiographie vollkommen harmlose Untersuchungen sind, die ohne Belästigung »von außen« durchgeführt werden können, ist die Herzkatheteruntersuchung eine invasive (»in den Körper eindringende«) Methode, bei der ein Katheter über eine Beinarterie von der Leistenbeuge aus zum Herzen vorgeschoben werden muss, um dann ein Kontrastmittel zu spritzen und die Herzwandgefäße im Röntgenfilm darzustellen. Die Koronarangiographie (Röntgendarstellung der Herzkranzgefäße) ist heute eine Routineuntersuchung und nur mit einem sehr geringen Risiko verbunden: Komplikationen wie Herzrhythmusstörungen oder gar ein Herzinfarkt treten nur bei ca. einem von 1000 Patienten auf. Da die Herzkatheteruntersuchung in hochspezialisierten kardiologischen Zentren durchgeführt wird, können eventuelle Komplikationen meistens rasch behoben werden. Vor jeder Herzkatheteruntersuchung muss sich der Patient über die Notwendigkeit und den Nutzen sowie die möglichen Risiken genauestens aufklären lassen.

Die Koronarangiographie ist heute eine Routineuntersuchung

Die Koronarangiographie erlaubt eine optimale Therapieplanung, d.h. es wird je nach Gefäßveränderung entschieden, ob neben der medikamentösen Therapie zusätzlich eine Katheterbehandlung zur Aufweitung verengter Gefäße bzw. zur Wiedereröffnung eines Verschlusses durchgeführt werden kann, oder ob eine Bypass-Operation notwendig ist. Es muss auch an dieser Stelle betont werden, dass die medikamentöse Behandlung und die Beseitigung bzw. Einstellung der Risikofaktoren Grundlage jeder Therapie ist.

Vielleicht wird es in einigen Jahren möglich sein, die Herzkranzgefäße mit ihren Veränderungen mit der so genannten Elektronenstrahl-Computertomographie oder der Kernspintomographie auf nichtinvasive Art, d.h. ohne Herzkatheteruntersuchung, zu untersuchen. Diese Methode wird derzeit intensiv erforscht. Sie ist wegen des großen technischen Aufwandes sehr teuer und daher mittelfristig als Routinemethode nicht verfügbar.

Myokardszintigraphie

Die Myokardszintigraphie ist eine alternative Methode, die vor allen Dingen dann ihren Stellenwert hat, wenn mittels EKG, Belastungs-EKG, Echo- und Belastungsechokardiographie keine ausreichende Diagnosestellung möglich war – insbesondere, wenn eine Herzkatheteruntersuchung nicht durchgeführt werden kann bzw. nicht erwünscht ist. Mit der Myokardszintigraphie können die Herzkranzgefäße selbst nicht dargestellt, jedoch die Durchblutung der verschiedenen Herzmuskelanteile und deren Veränderungen erfasst werden. Bei der Szintigraphie wird eine winzige Menge einer radioaktiv markierten Substanz in die Armvene eingespritzt.

Diese Substanz verteilt sich im Herzgewebe in Abhängigkeit von der Herzmuskeldurchblutung. Das Verteilungsmuster kann szintigraphisch aufgezeichnet werden und lässt eventuell minderdurchblutete Herzareale erkennen. Um ein optimales Ergebnis zu erzielen, muss das Szintigramm unter Belastung – ähnlich wie beim Belastungs-EKG bzw. beim Belastungsechokardiogramm – durchgeführt werden und das möglichst an zwei aufeinander folgenden Tagen. Der Aufwand ist daher, obwohl die Myokardszintigraphie zu den nichtinvasiven Untersuchungen gehört, relativ groß.

Bypass, Katheterbehandlung oder Medikamente?

Zum Abschluss sollen einige prinzipielle Überlegungen zu den verschiedenen Behandlungsmöglichkeiten der koronaren Herzerkrankung angesprochen werden. Die Frage nach der »besten« Therapie taucht immer wieder auf: sei es bei der symptomatischen KHK vor dem ersten Infarkt, sei es nach dem ersten Infarkt bzw. in der Rehabilitation oder noch später. Die hier gemachten Aussagen gelten letztlich für alle Stadien der Herzkranzgefäßerkrankung.

Die »beste Therapie« kann für verschiedene Patienten unterschiedlich aussehen

Die Basisbehandlung der koronaren Herzerkrankung ist in jedem Falle die Behandlung der Risikofaktoren und die Behandlung medikamentöse Therapie, unabhängig davon ob schon ein Herzinfarkt eingetreten ist oder nicht. Bei vielen Patienten ist die medikamentöse Therapie alleine ausreichend, um Beschwerdefreiheit zu erzielen und ein weitgehend normales Leben zu gewährleisten.

Ergibt die Herzkatheteruntersuchung (siehe S. 150f) einen Befund, der eine weiterreichende Therapie erfordert, so gibt es prinzipiell zwei Möglichkeiten: die Aufweitung eines verengten oder verschlossenen Koronargefäßes mittels verschiedener Katheterverfahren oder die Bypass-Operation.

Die Bypass-Chirurgie wurde 1968 entwickelt und hat inzwischen einen sehr hohen Standard erreicht, bis hin zu »minimal invasiven« Eingriffen ohne Herz-Lungen-Maschine in derzeit allerdings noch wenigen ausgesuchten Fällen. Die Katheterbehandlung mittels PTCA (»Percutane Transluminare Coronare Angioplastie«) wurde 1977 entwickelt und stellt in vielen Fällen eine Alternative zur Bypass-Chirurgie dar. Die PTCA hat den großen Vorteil, dass sie eine Operation erspart und häufiger wiederholbar ist. Auch die PTCA hat eine enorme Entwicklung durchgemacht: Ursprünglich bestand sie in der Aufweitung des Gefäßes mit einem aufblasbaren Ballon (Ballondilatation). Aber inzwischen sind Katheter entwickelt worden, die die Plaques der verengten Gefäße regelrecht »wegschneiden oder wegfräsen« bis hin zur Behandlung mit einem Laser, der die arteriosklerotischen Verengungen wegbrennt. Mit dem Herzkatheter können heute Gefäßstützen (so genannte Stents) im Bereich einer Gefäßverengung installiert werden, die das Gefäß künstlich offen halten.

Welches Verfahren für welchen Patienten am geeignetsten ist, hängt von vielen Faktoren ab.

Welches Verfahren nun für den einzelnen Patienten am besten geeignet ist, hängt von vielen Faktoren ab (Lage der Gefäßeinengung, Alter, Operabilität usw.). Auch die Verfügbarkeit der verschiedenen Verfahren in einem Herzzentrum bzw. einem kardiologischen Zentrum spielt eine Rolle. Oberstes Prinzip sollte sein, für die individuellen Veränderungen der Koronargefäße die optimale Therapie zu finden.

Man kann heute davon ausgehen, dass sich die Langzeitprognose (die Lebenserwartung über fünf bis acht Jahre) bei der Behandlung mit Medikamenten, operativer Bypass-Therapie oder Katheterbehandlung nicht wesentlich unterscheidet, wenn die Indikation richtig gestellt war.

Vor jedem Eingriff, sei es eine Katheterbehandlung oder eine Bypass-Operation, sollte der Patient über die Art der Behandlung, die Dringlichkeit, die Risiken und Chancen und die alternativen Behandlungsmöglichkeiten ausführlich aufgeklärt werden. Dabei sollte dem Patienten ausreichend Bedenkzeit eingeräumt werden und auf die Entscheidungsfreiheit hingewiesen werden, d.h. die Möglichkeit, auch von einem geplanten Eingriff zurückzutreten.

Ballondilatation

Die Aufweitung einer verengten Herzkranzarterie mittels eines aufblasbaren Ballons, der über einen Katheter eingeführt wird, wird im medizinischen Sprachgebrauch als »Percutane Transluminale Coronare Angioplastie« (siehe Abbildung, S. 155) bezeichnet. Das Einführen der verwendeten Katheter erfolgt nach der gleichen Prozedur wie bei der Herzkatheteruntersuchung (Koronarangiographie, siehe S. 150 f.). Die PTCA ist bei richtiger Auswahl der Patienten in ca. 80 % der Fälle auf Anhieb erfolgreich. Bei ungefähr 2 % der Patienten kommt es zu Komplikationen, die eine sofortige Bypass-Operation notwendig machen. Etwa 3 % der Patienten erleiden während oder nach dem Eingriff einen Herzinfarkt.

Bei ca. 60 % der Patienten ist der Eingriff auch längerfristig erfolgreich, aber bei etwa 40 % der Patienten tritt in der Folgezeit eine erneute Verengung oder ein Verschluss auf. Eine Wiederholung der PTCA ist bei den meisten Patienten möglich, es besteht aber weiterhin die Möglichkeit eines erneuten Verschlusses. Daher wird heute die PTCA immer häufiger mit dem Einsetzen einer Gefäßstütze (Stent) kombiniert.

Stent-Implantation

Die so genannten Stents sind Gefäßstützen, die meistens aus einem Drahtgeflecht gefertigt sind. Sie werden im zusammengefalteten Zustand über den Führungskatheter an die verengte Stelle in der Herzkranzarterie gebracht. Das Gefäßgeflecht wird entweder mit dem Ballonkatheter oder über eine Selbstentfaltungstechnik der Stütze aufgedehnt (siehe Abbildung, S. 156). Die Gefäßstützen finden zunehmend erfolgreiche Anwendung, insbesondere, um das Langzeitergebnis nach Ballondilatation zu verbessern. Allerdings gibt auch der Stent keine 100 %ige Garantie für ein langfristig durchgängiges Gefäß. Durch Vernarbungsprozesse und fortschreitende Arteriosklerose kann es auch im Bereich der Stents zu Wiedereinengungen und sogar Gefäßverschlüssen kommen.

Stent: künstliche Stütze für das Gefäß.

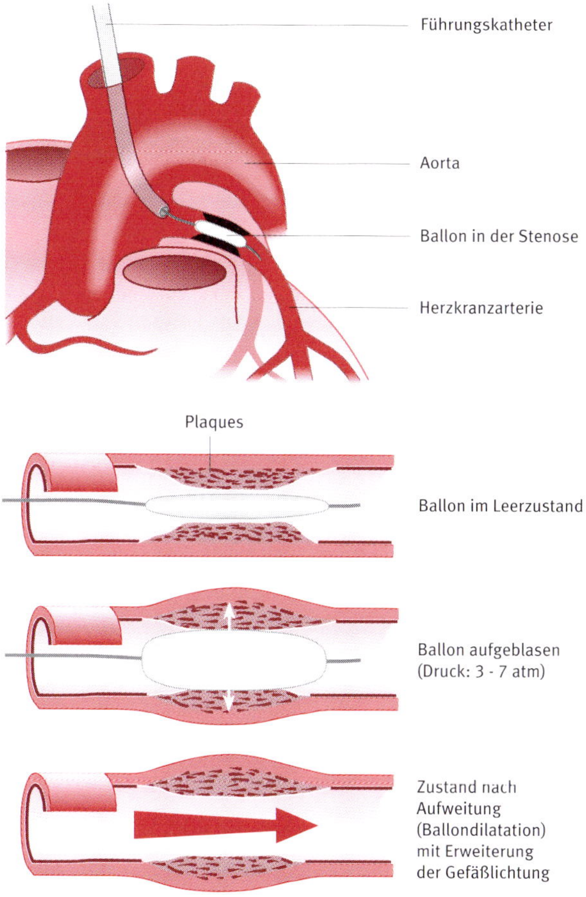

Schematische Darstellung einer Ballondilatation: Gefäßaufweitung im Bereich einer Stenose mittels Ballon (Erklärung siehe im Text).

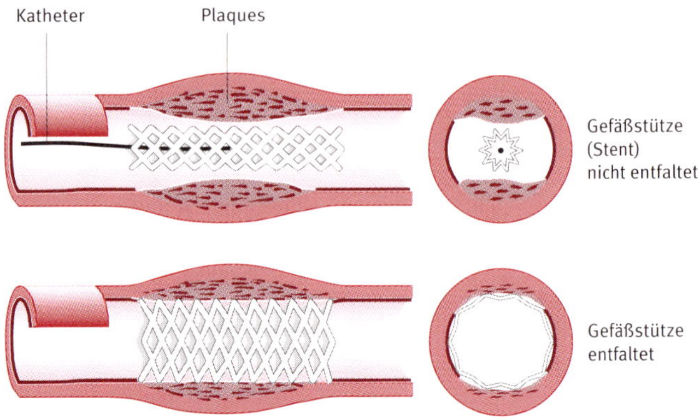

Plazierung einer Gefäßstütze (Stent) in einem aufgeweiteten Herzkranzgefäß.

Andere Verfahren

Neben der Ballondilatation gibt es zunehmend andere Verfahren, die mittels Bohr- oder Schneideinstrumenten bzw. mit der Lasertechnik die Arterien wieder eröffnen. Diese Bohr-, Schneide- oder Lasermethoden sind bisher nur bei wenigen besonders geeigneten Patienten erfolgreich einsetzbar. Die Therapiechancen werden – gerade in der Laienpresse – häufig über- und die Risiken unterschätzt.

Bypass-Operationen

Vor der Entwicklung der verschiedenen Katheterverfahren war die Bypass-Operation die einzige erfolgreiche Alternative zur medikamentösen Therapie. Bei dieser Operation wird eine Ersatzarterie am Herzen eingesetzt, um eine verschlossene Herzkranzarterie zu überbrücken (siehe Abbildung, S. 157). Als Ersatzarterie wird heute meistens noch eine Beinvene verwendet (Venenbypass). Zunehmend jedoch finden Arterien der Brustwand – wann immer machbar Verwendung, da deren »Haltbarkeit« besser ist als die der Venen. Für den Patienten hat es zudem den Vorteil, dass ihm die zusätzliche Operation am Bein erspart bleibt. Der arterielle By-

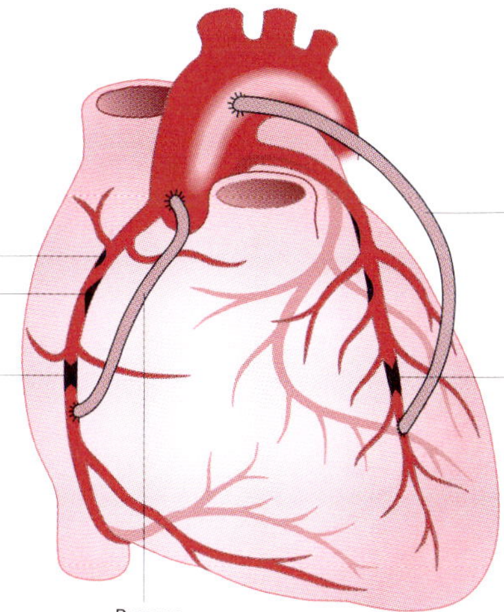

Nach der Bypass-Operation.

pass ist allerdings nicht bei jedem Patienten möglich. Dies hängt vor allem von der Lage der Herzkranzgefäßverschlüsse, der Anzahl der betroffenen Gefäße sowie von der Beschaffenheit der zur Verfügung stehenden Brustwandarterien ab. Immer häufiger gibt es auch die Kombination von arteriellen und venösen Bypass-Operationen.

Allgemein kann man sagen, dass bei Patienten mit Erkrankung mehrerer Herzkranzgefäße und mehrerer Stenosen eher eine Bypass-Operation als eine Ballondilatation in Frage kommt. Die Bypass-Operation ist selbstverständlich eine große Operation und daher mit bestimmten Risiken verbunden.

Die so genannte minimal invasive Operation ist schonender, da nicht der ganze Brustkorb eröffnet wird, sondern nur ein kleiner Zwischenrippenraum über dem Herzen; zudem bedarf es keiner Herz-Lungen-Maschine. Diese Technik kann derzeit allerdings nur bei etwa 10 % der Patienten angewandt werden.

Es geht auch ohne großen Schnitt.

Die Langzeiterfolge der Bypass-Operation sind sehr gut. Kurzfristig kommt es im Gegensatz zur Ballondilatation nur selten zu einer Wiederverengung bzw. einem erneuten Verschluss des Herzkranzgefäßes.

Aber keine Katheterbehandlung und keine Bypass-Operation wird auf Dauer erfolgreich sein, wenn nicht die individuellen Risikofaktoren erkannt und konsequent behandelt werden. Ohne eine Änderung des Lebensstils und ohne eine begleitende medikamentöse Therapie gibt es keinen dauerhaften Erfolg, da die Grunderkrankung weder mit der Katheterbehandlung noch durch die Bypass-Operation beseitigt werden kann.

Medikamente

Die wichtigsten Medikamente, die nach dem Herzinfarkt gegeben werden und einen erneuten Infarkt verhindern können, sind:

Aspirin ist ein wirksames Medikament, um einen weiteren Infarkt zu verhindern.

- Aspirin: Es verhindert die Bildung von Blutgerinnseln in den Herzkranzgefäßen und senkt das Wiederholungsinfarktrisiko deutlich.
- Betablocker: Wie Aspirin senken sie die Wahrscheinlichkeit eines erneuten Infarktes und müssen daher jedem Patienten verordnet werden. Sie schützen das Herz vor übermäßiger Stressreaktion, verhindern Herzrhythmusstörungen und entlasten das Herz durch Senkung von Blutdruck und Pulsfrequenz.
- ACE-Hemmer: Sie werden insbesondere dann sehr erfolgreich eingesetzt, wenn durch den Infarkt eine Herzerweiterung oder eine Störung der Pumpfunktion eingetreten ist; sie wirken außerdem sehr gut blutdrucksenkend.
- Lipidsenker: Sie vermindern durch die Senkung erhöhter Blutfette das Risiko für einen erneuten Infarkt.

Bücher zum Weiterlesen

Zum Thema Herz

Gut leben mit Gerinnungshemmern. Wichtige Informationen für Patienten mit Herz- und Gefäßerkrankungen. Ein Patientenbuch der Deutschen Herzstiftung. Diehm, C., Wilhelm, C.: TRIAS Stuttgart 1997

Vor und nach Bypass-Operation oder Ballondilatation. Notwendige Untersuchungen. Die Eingriffe. Das Leben danach. Ein Patientenbuch der Deutschen Herzstiftung. Halhuber, C.: TRIAS Stuttgart 1996

Bluthochdruck senken ohne Medikamente. Risikofaktoren und Ursachen für Bluthochdruck. Erlaubte und empfohlene körperliche Aktivitäten. Rezepte für kochsalzarme, kaliumreiche Ernährung. Stressabbau und Entspannung. Middeke, M.: TRIAS Stuttgart 2002

Zum Thema Ernährung

Leichter durchs Leben. Ratgeber für Übergewichtige. Strategien zum langfristigen Abnehmen. Mit Kalorientabelle zum Herausnehmen. Hauner, D., Hauner, H.; TRIAS Stuttgart 1996

Vegetarische Ernährung: Gesund und bewußt essen. Alles was Ihr Körper braucht: ausgewogenes Essen ohne Fleisch. Praktische Tips auch für Einsteiger. Mit köstlichen Rezepten aus der Vollwert-Küche. Leitzmann, C., Hahn, A.: TRIAS Stuttgart 1998

Zum Thema Entspannung

So lernt man Autogenes Training. Der leichte Einstieg für Anfänger. Franke, K.: TRIAS Stuttgart 1989

Gelassenheit und Ruhe. Entspannungsübungen für den Alltag. Friebel, V.: TRIAS Stuttgart 1997

Die sanfte Kraft der inneren Bilder. Mit Phantasiereisen zu mehr Wohlbefinden. Friebel, V.; Doppel-CD mit 18 Stücken, TRIAS Stuttgart 1997

Progressive Relaxation. Tiefmuskelentspannung nach Jacobson. Einführung und Übungen. Kombinationsmöglichkeiten mit dem Autogenen Training. Ohm, D.; TRIAS Stuttgart 1997 (auch als Tonkassette erhältlich)

Zum Thema Genesung

Lachen, lieben – länger leben. Genießen lernen, Lebenssinn finden, Freude und Glück erleben. Selbstheilungskräfte aktivieren. Gesundheitspsychologie im Alltag. Ohm, D.; TRIAS Stuttgart 1997

Sackgasse Streß? Bewältigungsstrategien bei Krankheit und während der Genesung. Mit persönlicher Streßanalyse und Übungsanleitungen. Wagner-Link, A.; TRIAS Stuttgart 1996

Zum Thema Sport

Laufen und joggen… und seine positiven Auswirkungen auf die Psyche: Streß, Ängste und Depressionen hinter sich lassen. Mit Schwung zu mehr Ausgeglichenheit und Selbstbewußtsein. Trainingsanleitung. Bartmann, U.; TRIAS Stuttgart 1993

Adressen, die weiterhelfen

Bundesrepublik Deutschland
Deutsche Herzstiftung e.V.
Vogtstraße 50
60322 Frankfurt am Main
Telefon 0 69/9 55 12 80
Fax 0 69/95 52 83 13
www.herzstiftung.de
info@herzstiftung.de

Deutsche Gesellschaft für Prävention und Rehabilitation von Herz-Kreislauferkrankungen e.V.
Friedrich-Ebert-Ring 38
56068 Koblenz
Telefon 02 61/30 92 31
Fax 02 61/30 92 32

Deutsche Liga zur Bekämpfung des hohen Blutdruckes e.V. – Deutsche Hypertonie Gesellschaft
Berliner Straße 48
69120 Heidelberg
Telefon 0 62 21/41 17 74
Fax 0 62 21/40 22 74

Deutsche Gesellschaft zur Bekämpfung von Fettstoffwechselstörungen und ihren Folgeerkrankungen DGFF (Lipid-Liga) e.V.
Waldklausenweg 20
81667 München
Telefon 0 89/7 14 10 01
Fax 0 89/7 19 26 87
E-mail Lipid-Liga@t-online.de

Österreich:
Österreichischer Herzfonds
Währinger Straße 15/16
1090 Wien

Schweiz:
Schweizerische Stiftung für Kardiologie
Postfach 176
3000 Bern 15

Adressen von ambulanten Herzgruppen in Deutschland können Sie über die Landesverbände der Deutschen Gesellschaft für Prävention und Rehabilitation von Herz-Kreislauferkrankungen erfahren:

Baden-Württemberg:
Landesverband für Prävention und Rehabilitation von Herz-Kreislauferkrankungen Baden-Württemberg e.V.
Angelmoos 13
78126 Königsfeld
Telefon 02 61/30 92 31
Fax 02 61/30 92 32
www. dgpr.de/Gramaset.html

Bayern:
Landesarbeitsgemeinschaft f. ambulante kardiol. Präv. u.. Reha, in Bayern e.V.
Höhenried 1
82347 Bernried am Starnb. See
Telefon 0 81 58/90 33 73
Fax 0 81 58/90 33 75

Berlin:
Berliner Gesellschaft f. Präv. u. Reha. von Herz-Kreislauferkrankungen e.V.
Forckenbeckstr. 21
14199 Berlin
Telefon 0 30/8 23 26 34
Fax 0 30/8 23 88 70
www.sport-berlin.de/bgpr
webmaster@sport-berlin.de

Brandenburg:
Landesverband Brandenburg f. Präv. u. Reha von Herz-Kreislauferkrankungen
Brandenburg-Klinik
Brandenburgalle 1
16321 Bernau
Telefon 03 33 97/3 26 80
Fax 03 33 97/3 33 66

Bremen:
Landesarbeitsgemeinschaft f. kardiologische Präv. u. Reha.
Horner-Heer-Str. 33
28359 Bremen
Telefon 04 21/23 18 44
Fax 04 21/24 99 61

Hamburg:
Landesarbeitsgemeinschaft f. Präv. u. Reha von Herz-Kreislauferkrankungen e.V.
Humboldtstr. 58
22083 Hamburg
Telefon 0 40/22 80 23 64
Fax 0 40/2 29 65 05

Hessen:
Gesellschaft f. Präv. u. Reha. von Herz-Kreislauferkrankungen in Hessen e.V.
Mierendorffstr. 4
36037 Fulda
Telefon 06 61/6 27 43
Fax 06 61/6 27 21

Mecklenburg-Vorpommern:
Landesverband f. Präv. u. Reha. von Herz-Kreislauferkrankungen e.V.
Mecklenburg-Vorpommern
Paulstr. 48–55
– Ärztehaus –
18055 Rostock
Telefon 03 81/4 56 17 89
Fax 03 81/4 56 17 89

Niedersachsen:
Landesarbeitsgemeinschaft f. kard. Präv. u.. Reha. in Niedersachsen e.V.
Sturmbäume 8–10
– Kreiskrankenhaus –
37154 Northeim
Telefon 0 55 51/97 15 91
Fax 0 55 51/24 31

Nordrhein-Westfalen:
Arbeitsgemeinschaft f. kard. Präv. u. Reha. im Landessportbund Nordrhein-Westfalen
Friedrich-Alfred-Str. 25
47055 Duisburg
Telefon 02 03/7 38 18 38
Fax 02 03/7 38 18 35

Rheinland-Pfalz:
Landesverband f. Präv. u. Reha. von Herz-Kreislauferkrankungen Rheinl.-Pfalz e.V.
Friedrich-Ebert-Ring 38
56068 Koblenz
Telefon 02 61/30 92 33
Fax 02 61/30 92 32
www.rheinland-pfalz.dgpr.de
info@rheinland-pfalz.dgpr.de

Saarland:
Herzgruppen Saar e.V.
Landesverband f. Präv. u. Reha. von Herz-Kreislauferkrankungen
Herz-Kreislauf-Klinik an den Hochwald-Kliniken Weiskirchen
Am Kurzentrum 1
66707 Weiskirchen
Telefon 0 68 76/17 26 01
Fax 0 68 76/17 26 10

Sachsen:
Landesverband Sachsen
f. Präv. u. Reha. von Herz-Kreislauferkrankungen e.V.
Am Kreiskrankenhaus Bautzen
Flinzstraße 1
02625 Bautzen
Telefon 0 35 91/36 35 28
Fax 0 35 91/36 34 11
Internet: www.lvs-pr.de
webmaster@lvs-pr.de

Sachsen-Anhalt:
Landesverband Sachsen-Anhalt
f. Präv. u. Reha. von Herz-Kreislauferkrankungen e.V.
Herrn Prof. Dr. W. Teichmann
Klinikum Kröllwitz
Ernst-Grube-Str. 40
06097 Halle
Telefon 03 45/5 57 26 35
Fax 03 45/5 57 20 72

Schleswig Holstein:
Landesarbeitsgemeinschaft
f. kard. Präv. u. Reha.
Schleswig-Holstein e.V.
Winterbeker Weg 49
24114 Kiel
Telefon 04 31/6 48 62 90
Fax 04 31/6 48 62 90
e-mail Laghe-sh@gmx.de

Thüringen:
Landesverband Thüringen
f. Präv. u. Reha. von Herz-Kreislauferkrankungen e. V.
Klinik am Rennsteig
Zimmerbergstr. 34
99891 Tabarz
Telefon 03 62 59/6 42 21
Fax 03 62 59/6 41 00

Verzeichnis von Herz-Kreislauf-Rehabilitationskliniken in Deutschland

die dem Qualitätsstandard der Deutschen Gesellschaft für Prävention und Rehabilitation von Herz-Kreislauf-Krankheiten e.V. (DGPR) entsprechen (geordnet nach Standorten in alphabetischer Reihenfolge; Stand Mai 1997)

Ahrenshoop/ Mecklenburg-Vorpommern
REHA-Klinik-Ahrenshoop
Dorfstr. 55
18347 Ahrenshoop
Telefon 03 82 20/6 3 01
Fax 03 82 20/6 39 56

Bad Berka/Thüringen
Ilmtal-Klinik Bad Berka GmbH
MEDIAN-Klinik II
Erlenweg 2a
99438 Bad Berka
Telefon 03 64 58/38-0
Fax 03 64 58/38 15 55
http://www.median-kliniken.de
webmaster@rehadrmarx.de

Bad Berleburg/Nordrhein-Westfalen
Baumrainklinik
Lerchenweg 8
57319 Bad Berleburg
Telefon 0 27 51/8 70
Fax 0 27 51/4 57
www.baumrainklinik.de
e-mail info@baumrainklink.de

Herz-Kreislauf-Klinik
Arnikaweg
57319 Bad Berleburg
Telefon 0 27 51/88-0
Fax 0 27 51/88 24 07
www.hkk-badberleburg.de
info@hkk-badberleburg.de

Bad Bevensen/Niedersachsen
Herz-Kreislauf-Klinik Bevensen
Römstedter Str. 25
29549 Bad Bevensen
Telefon 0 58 21/8 20
Fax 0 58 21/82 16 66
Info@herz-kreislauf-klinik-bevensen.de
http://www.herz-kreislauf-klinik-bevensen.de

Bad Driburg/Nordrhein-Westfalen
Casper-Heinrich-Klinik
Georg-Nave-Str. 26
33014 Bad Driburg
Telefon 0 52 53/9 54-0
Fax 0 52 53/95 46 03
http://www.ugos-bad-driburg.de
e-mail: chk@ugos-bad-driburg.de

Knappschafts-Klinik
Georg-Nave-Str. 28
33014 Bad Driburg
Telefon 0 52 53/83-1
Fax 0 52 53/83-5 02
http://www.knappschaft.de

Bad Düben/Sachsen
Reha-Zentrum Bad Düben
Gustav-Adolf-Str. 15
Telefon 03 42 43/79-0
Fax 03 42 43/2 50 81
www.mediclin.de

Bad Dürrheim/Baden-Württemberg
REHA-Klinik Hüttenbühl der BfA
Wittmannstelstr. 5
78073 Bad Dürrheim
Telefon 0 77 26/92 50
Fax 0 77 26/92 58 88

Bad Elster/Sachsen
Vogtlandklinik und Kurklinik Bad Elster, Fachklinik für medizinische Rehabilitation
Forststr. 3
08645 Bad Elster
Telefon 03 74 37/60
Fax 03 74 37/6 49 00

Klinik am Brunnenberg
Endersstr. 5
08645 Bad Elster
Telefon 03 74 37/8-0
Fax 03 74 37/8-22 04
www.mediclin.de
info@brunnenberg.mediclin.de

Sanitas GmbH
Klinikum Sachsenhof
Badstr. 21
08645 Bad Elster
Telefon 03 74 37/7 40
Fax 0 3 74 37/74 10 00
www.sanitas-klinikum.de
medizin.sachsenhof@sanitas-klinikum.de

Bad Kissingen/Bayern
Frankenklinik
REHA-Klinik der
LVA Unterfranken
Menzelstr. 5–7
97688 Bad Kissingen
Telefon 09 71/8 25-0
Fax 09 71/8 25-7 08
http://www.lva-unterfranken.de

Deegenberg-Klinik
Burgstr. 21
97688 Bad Kissingen
Telefon 09 71/8 21-0
Fax 09 71/8 21-84 60
http://www.deegenberg.de
deegenberg@t-online.de

Reha-Zentrum Bad Kissingen der BfA Saale Klinik
Pfaffstr. 10
97688 Bad Kissingen
Telefon 09 71/85 01
Fax 09 71/85 13 73
www.bfa-berlin.de

Bad Krozingen/Baden-Württemberg
MEDIAN Klinikum für Akut- und Rehabiliationsmedizin Bad Krozingen
Klinik Baden – Privatklinik
Herbert-Hellmann-Allee 44
79189 Bad Krozingen
Telefon 0 76 33/93 52
Fax 0 76 33/93 69 60
www.median-klinikum.de

Reha-Klinik Am Park
Herbert-Hellmann-Allee 30
79189 Bad Krozingen
Telefon 0 76 33/90 04 51
Fax 0 76 33/90 04 98

Theresienklinik
Bad Krozingen II
Rehabilitationslinik für Orthopädie und Kardiologie GmbH
Herbert-Hellmann-Allee 11
79189 Bad Krozingen
Telefon 0 76 33/40 40
Fax 0 76 33/4 04 25 55
www.theresienklinik.de
info@theresienlinik.de

Bad Lausick/Sachsen
Median Klinik Bad Lausick
Rehabilitationsklinik für Herz-Kreislauf-Erkrankungen und Orthopädie
Parkstr. 4
04651 Bad Lausick
Telefon 03 43 45/61-0
Fax 03 43 45/6 17 77
www.median-klinik.de

Sachsenklinik Bad Lausick
Parkstr. 2
04651 Bad Lausick
Telefon 03 43 45/30
Fax 03 43 45/3 12 00
www.sachsenklinik.de

Bad Liebenstein/Thüringen
Kurparkklinik
Dr. Lauterbach-Klinik GmbH
Heinrich-Mann-Str. 5
36448 Bad Liebenstein
Telefon 03 69 61/7 90
Fax 03 69 61/7 94 25
www.dr-lauterbach-klinik.de
Info@dr-lauterbach-klinik.de

m & i fachklinik Bad Liebenstein
Kurpromenade 2
36448 Bad Liebenstein
Telefon 03 69 61/6 80 45
Fax 03 69 61/6 80 55
www.enzensberg.de
Info@enzensberg.de

Heinrich-Mann-Klinik
Herz- und Kreislauferkrankungen
Dr. Becker Klinikgesellschaft mbH u. Co. KG
Heinrich-Mann-Str. 34
36448 Bad Liebenstein
Telefon 03 69 61/3 70
Fax 03 69 61/3 72 50
www.dbkg.de
info@heinrich-mann-klinik.dbkg.de

Bad Lippspringe/Nordrhein-Westfalen
Klinik Martinusquelle
An der Matinusquelle 10
33175 Bad Lippspringe
Telefon 0 52 52/95 20 00
Fax 0 52 52/95 20 05
www.medizinisches-zentrum.de
info@medizinisches-zentrum.de

Bad Münster am Stein/Rheinland-Pfalz
Fachklinik für Herzkreislauf-Erkrankungen der LVA Rheinland-Pfalz
Kurhausstr. 2
55583 Bad Münster am Stein
Telefon 0 67 08/82-0/27
Fax 0 67 08/82-1 94

Bad Nauheim/Hessen
Klinik f. Herz- und Kreislauferkrankungen der LVA Hessen
Ludwigstr. 25–31
61231 Bad Nauheim
Telefon 0 60 32/80 60
Fax 0 60 32/80 62 84
www.lva-hessen.de
Pressestelle@lva-hessen.de

Rehabilitationsklinik Wetterau der BfA
Zanderstr. 30–32
61231 Bad Nauheim
Telefon 0 60 32/30 2-0
Fax 0 60 32/30 25 00
www.bfa-berlin.de

Klinik Nordrhein
Ernst-Ludwig-Ring 2
61231 Bad Nauheim
Telefon 0 60 32/34 91 11
Fax 0 60 32/34 92 65

Bad Neustadt/Bayern
Fanken-Klinik
Salzburger Leite 1
97616 Bad Neustadt
Telefon 0 97 71/67 04
Fax 0 97 71/67 33 00
www.rhoen-klinikum-ag.com
fk@frankenklink-bad-neu-
stadt.de

Bad Oeynhausen/Nordrhein-Westfalen
Gollwitzer-Meier-Klinik
Herforder Str. 43
32545 Bad Oeynhausen
Telefon 0 57 31/24-0
Fax 0 57 31/24 92 00
www.gollwitzer-maier-klinik.de
info@gollwitzer-meier-klinik.de

Siekertal-Klinik
Schützenstr. 9
32545 Bad Oeynhausen
Telefon 0 57 31/9 85-0
Fax 0 57 31/9 85-1 70

Bad Orb/Hessen
Küppelsmühle REHA-Klinik
Am Orbtal 1
63619 Bad Orb
Telefon 0 60 52/8 00
Fax 0 60 52/8 28 28
www.rehaklinikum.de

Spessart-Klinik Bad Orb
Würzburger Str. 7–11
63619 Bad Orb
Telefon 0 60 52/87-0
Fax 0 60 52/87-2 80
www.spessart-klinik.de
Spessartklinik.gf@t-online.de

Bad Pyrmont/Niedersachsen
Fachklinik Friedrichshöhe
Forstweg 2
31812 Bad Pyrmont
Telefon 0 52 81/1 69-0
Fax 0 52 81/1 69-24 10
www.lva-hannover.de
lva/kliniken

Bad Rothenfelde/Niedersachsen
Schüchtermann-Klinik
Ulmenallee 11
49214 Bad Rothenfelde
Telefon 0 54 24/6 41-0
Fax 0 54 24/6 41-5 98
www.schuechtermann-klinik.de

Teutoburger-Wald-Klinik
Teutoburger-Wald-Str. 33
49214 Bad Rothenfelde
Telefon 0 54 24/62-1
Fax 0 54 24/62-22 77
http/www:lva-hannover.de
/lva/klinikum/twk@t-online.de

Bad Salzuflen/Nordrhein-Westfalen
LVA Westfalen Salzetalklinik
Alte Vlother Str. 1
32105 Bad Salzuflen
Telefon 0 52 22/1 86-0
Fax 0 52 22/1 86-9 87
www.salzetalklinik.de
info@salzetalklinik.de

Klinik am Kurpark
Parkstr. 23–25
32105 Bad Salzuflen
Telefon 0 52 22/1 89-1 51
Fax 0 52 22/1 89-8-06
Klinik-am-kurpark@t-online.de

Rehabilitationszentrum
Bad Salzuflen
Klinik Lipperland
Am Ostpark 1
32105 Bad Salzuflen
Telefon 0 52 22/6 20
Fax 0 52 22&62 28 50
http://www.bfa.de

Bad Segeberg/Schleswig-Holstein
Segeberger Kliniken GmbH
Am Kurpark 1
23795 Bad Segeberg
Telefon 0 45 51/8 02-0
Fax 0 45 51/8 02-48 50
www.segebergerkliniken.de

Bad Sooden/Hessen
Werra-Reha-Klinik der BfA
Berliner Str. 3
37242 Bad Sooden-Allendorf
Telefon 0 56 52/95 10
Fax 0 56 52/95 13 30
www.bfa-berlin.de

Bad Suderode/Sachsen-Anhalt
Paracelsus-Harz-Klinik
Paracelsus-Str. 1
06507 Bad Suderode
Telefon 03 94 85/99-0
Fax 03 94 85/99-08 02
www.paracelsus-klinikum.de
bad_suderode@pk-mx.de

Bad Wiessee/Bayern
Medical Park St. Hubertus
Sonnenfeldweg 29
83707 Bad Wiessee
Telefon 0 80 22/8 43-0
Fax 0 80 22/8 37 08
www.medicalpark-sthubertus.de
info@medicalpark-sthubertus.de

Bad Wildungen/Hessen
Fachklinik „Der Fürstenhof“
Brunnenallee 39
34537 Bad Wildungen
Telefon 0 56 21/7 04 03
Fax 0 56 21/70 43 02
www.rehakliniken.de
AHB-klinik.FH-BW@t-online.de

Klinik am Homberg
Herzog-Georg-Weg 2
34537 Bad Wildungen
Telefon 0 56 21/7 93-0
Fax 0 56 21/79 32 62
www.wicker-kliniken.de

Wicker-Klinik
Fürst-Friedrich-Str. 2–4
34537 Bad Wildungen
Telefon 0 56 21/79 20
Fax 0 56 21/79 26 95
www.wicker-kliniken.de

Bad Wörishofen/Bayern
Herz-Kreislaufklinik der
LVA Schwaben
Am Tannenbaum 2
86825 Bad Wörishofen
Telefon 0 82 47/9 99-0
Fax 0 82 47/9 99-1 98
www. bad-woerishofen.de/lva
hkk.bw@t-online.de

Barby/Sachsen-Anhalt
Rehabilitationsklinik Elbe-Saale
Fachklinik für Herz-, Kreislauf- und Stoffwechselerkrankungen
Schloßstr. 42
39249 Barby
Telefon 03 92 98/61-0
Fax 03 92 98/6 16 10
www.rehabarby.de
rehabarby@t-online.de

Bayerisch-Gmain/Bayern
Klinik Hohenstaufen der BfA
Herkommerstr. 2
83457 Bayerisch-Gmain
Telefon 0 86 51/7 71-0
Fax 0 86 51/7 71-3 77
www.bfa-berlin.de

Berlin/Berlin
Rehabilitationsklinik Wannsee der BfA
Kaiserstr. 1–3
14109 Berlin
Telefon 0 30/8 10 01-0
Fax 0 30/8 05 35 96

Bernau/Brandenburg
Brandenburg-Klinik
– Kardiologische Abteilung –
Brandenburgallee 1
16321 Bernau
Telefon 03 33 97/3-0
Fax 03 33 97/3 33 44
www.brandenburg-klinik.de
info@brandenburg-klinik.de

Bernkastel-Kues/Rheinland-Pfalz
Reha-Zentrum
Kueser Plateau
54470 Bernkastel-Kues
Telefon 0 65 31/92 30 00
Fax 0 65 31/92 38 70
www.median-kliniken.de

Bernried/Bayern
Klinik Höhenried
der LVA Oberbayern
82347 Bernried
Telefon 0 81 58/24-0
Fax 0 81 58/24-24 60
www.hoehenried.de
info@hoehenried.de

Bischofsgrün/Bayern
Höhenklinik Bischofsgrün der
LVA Ober- und Mittelfranken
Fröbershammer 12
95493 Bischofsgrün
Telefon 0 92 76/88-0
Fax 0 92 76/88-2 00
www.lva-hoehenklinik.de
info@lva-hoehenklinik.de

Blieskastel/Saarland
Bliestal-Klinik
für Innere Erkrankungen
Auf dem Bellem
66440 Blieskastel
Telefon 0 68 42/54-0
Fax 0 68 42/54 23 32
www.mediclin.de
info@bliestal.mediclin.de

**Boltenhagen/
Mecklenburg-Vorpommern**
Strandklinik Boltenhagen
Ostseeallee 103 c
23946 Boltenhagen
Telefon 03 88 25/47-0
Fax 03 88 25/4 79 99
www.strandklinik.de
info@strandklinik.de

Burg (Spreewald)/Brandenburg
REHA-Zentrum Spreewald zur
Spreewaldklinik 14
03096 Burg/Spreewald
Telefon 03 56 03/6 30
Fax 03 56 03/6 31 00
www.mediclin.de
info@spreewald.mediclin.de

Bühl/Baden-Württemberg
Max-Grundig-Klinik
Bühlerhöhe
Schwarzwaldhochstr. 1
77815 Bühl
Telefon 0 72 26/5 40
Fax 0 72 26/5 43 10
www.grundig-klinik.de
info@grundig-klinik.de

Cham/Bayern
Bayerwald-Klinik
Klinikstr. 22
93413 Cham
Telefon 0 99 71/4 82-0
Fax 0 99 71/4 82-6 29
www.bayerwaldklinik.de
info@bayerwaldklinik.de

Damp/Schleswig-Holstein
Reha-Klinik Damp
Postfach 3000
24349 Damp
Telefon 0 43 52/80-3
Fax 0 43 52/80 83 90
www.damp.de/reha-damp/-
reha-damp@damp.de

Ennepetal/Nordrhein-Westfalen
Klinik Königsfeld der LVA
Westfalen
Holthauser Talstr. 2
58256 Ennepetal
Telefon 0 23 33/9 88 80
Fax 0 23 33/98 86 03
www.klinik-koenigsfeld.de
info@klinik-koenigsfeld.de

Essen/Nordrhein-Westfalen
Fachklinik Rhein-Ruhr
Postfach 185310
45219 Essen
Telefon 0 20 54/8 80
Fax 0 20 54/26 24
www.frr.de
fachklinik-rhein-ruhr@frr.de

Flechtingen/Sachsen-Anhalt
Median-Klinik I Flechtingen
Parkstraße 1
39345 Flechtingen
Telefon 0 39 04/8 10
Fax 0 39 04/8 19 99
www.median–klinik.de

Glottertal/Baden-Württemberg
Klinik für Rehabilitation
Glotterbad der LVA Württemberg
Gehrensstr. 10
79286 Glottertal
Telefon 0 76 84/80 90
Fax 0 76 84/80 92 50
www.rehaklinik-glotterbad.de
info@rehaklinik-glotterbad.de

Graal-Müritz/Mecklenburg-Vorpommern
AKG REHA-Zentrum
Rostocker Str. 1
18181 Graal-Müritz
Telefon 03 82 06/8-30 00
Fax 03 82 06/7 99 99
www.akg-reha-zentrum.-vp.de
akg-reha-zentrum@t-online.de

Heidelberg/Baden Württemberg
Rehabilitationsklinik Königstuhl
Kohlhof 8
69117 Heidelberg
Telefon 0 62 21/90 70
Fax 0 62 21/90 75 09
www.koenigstuhl.de
koenigstuhl@gmx.net

Herzogenaurach/Bayern
m&i Fachklinik
Herzogenaurach
In der Reuth 1
91074 Herzogenaurach
Telefon 0 91 32/8 30
Fax 0 91 32/83 30 00
www.enzensberg.de
info@fachklinik-herzogenaurach.de

Ilfeld/Thüringen
Neanderklinik Harzwald GmbH
Neanderplatz 4
99768 Ilfeld
Telefon 03 63 31/35-0
Fax 03 63 31/3 51 38

Isny/Baden-Württemberg
Klinik Schwabenland
Fachklinik für Innere Medizin
Waldburgallee 3–5
88316 Isny-Neutraubling
Telefon 0 75 62/7 10
Fax 0 75 62/71 12 95
www.wz-kliniken.de
Klinik-Schwabenland@wz-kliniken.de

Kiel/Schleswig-Holstein
Compass-Reha-Centrum
Heikendorfer Weg 9–27
24149 Kiel
Telefon 04 31/2 09 00
Fax 04 31/2 67 61
www.compass-reha-centrum.de
compass-reha@t-online.de

Königsfeld/Baden-Württemberg
Albert-Schweitzer-Klinik
Parkstr. 10
78126 Königsfeld
Telefon 0 77 25/9 60
Fax 0 77 25/21 74
www.mediclin.de
info@ask.mediclin.de

Königstein/Hessen
KVB-Klinik
Sodener Str. 42
61462 Königstein/Ts.
Telefon 0 61 74/20 40
Fax 0 61 74/20 45 09
www.dll.de/kbv-klinik/index2.html

Kreischa/Sachsen
Klinik Bavaria
An der Wolfsschlucht 1–2
01731 Kreischa
Telefon 03 52 06/6 33 00
Fay 03 52 06/6 33 33
www.klinik-bavaria.de
info@klinik-bavaria.de

Leichlingen/Nordrhein-Westfalen
Klinik Roderbirken
42799 Leichlingen
Telefon 0 21 75/82 01
Fax 0 21 75/82 19 61
www.lva-rheinprovinz.de/kliniken/klinikroderbirken.html

Lindenberg/Bayern
Fachklinik für Innere Krankheiten Lindenberg der LVA Schwaben
Ried 1a
88161 Lindenberg/Allgäu
Telefon 0 83 81/8 04-1 12
Fax 0 83 81/8 04-1 66

Lippstadt/Nordrhein-Westfalen
REHA-Zentrum Bad Waldliesborn
Klinik Kreuzkamp
Quellenstr. 54
59556 Lippstadt
Telefon 0 29 41/80 00
Fax 0 29 41/8 00 12 01

Malente/Schleswig-Holstein
Mühlenberg-Klinik
Schwerpunkt-Klinik der LVA
Frahmsallee 1–7
23714 Malente
Telefon 0 45 23/98-0
Fax 0 45 23/98 12 09
www.klinikum-holsteinische-schweiz.de
info@klinikum-holsteinische-schweiz.de

Nettersheim/Nordrhein-Westfalen
Eifelhöhen-Klinik Marmagen
Dr.-Konrad-Adenauer-Str. 1
53947 Nettersheim-Marmagen
Telefon 0 24 86/7 10
Fax 0 24 86/7 15 55
www.ehk-reha.de/ehk/frameset.htm

Passau/Bayern
Reha-Zentrum Jesuitenschlößl
Kapuzinerstr. 36
94032 Passau
Telefon 08 51/9 21 20
Fax 08 51/9 21 24 99
www. klinik-jesuitenschloessl.de
info@klinik-jesuitenschloessl.de

Plau am See/Mecklenburg-Vorpommern
KMG Klinik Silbermühle Gmbh
Millionenweg 3
19395 Plau am See
Telefon 03 87 35/8 80
Fax 03 87 35/8 84 00
www.kmg-kliniken.ag.de
klinik.silbermuehle@kmg-kliniken.ag.de

Prien/Bayern
Klinik St. Irmingard
Osternacher Str. 103
83209 Prien
Telefon 0 80 51/6 07-0
Fax 0 80 51/6 07-5 62
klinik_St_Irmingard@t-online.de

Klinik Kronprinz
Alte Rathausstr. 9
83209 Prien
Telefon 0 80 51/60 80
Fax 0 80 51/6 32 18
www.klinik-kronprinz.de
info@klinik-kronprinz.de

Radolfzell/Baden-Württemberg
Medizinische Reha-Einrichtungen der Stadt Radolfzell Mettnau Kur
Strandbadstr. 106
78315 Radolfzell am Bodensee
Telefon 0 77 32/1 50
Fax 0 77 32/15 18 71
www.mettnaukur.de
info@mettnaukur.de

Saalfeld/Thüringen
Klinik „Bergfried“ Saalfeld KG
Zum Fuchsturm 20
07318 Saalfeld
Telefon 0 36 71/5 93-0
Fax 0 36 71/59 36 06
www.ebel-kliniken.com

Schönberg/Schleswig-Holstein
Ostseeklinik Holm
An den Salzwiesen 1
24217 Schönberg
Telefon 0 43 44/3 70
Fax 0 43 44/3 76 66

Seebruck/Bayern
Klinik Jander AG
Römerstr. 17–25
83358 Seebruck/Chiemsee
Telefon 0 86 67/8 86-0
Fax 0 86 67/2 02

Seeshaupt/Bayern
Private Herz-Kreislauf-Klinik
Lauterbacher Mühle
82402 Seeshaupt
Telefon 0 88 01/1 80
Fax 0 88 01/24 28
www.lauterbacher-muehle.de
info@lauterbacher-muehle.de

Templin/Mecklenburg-Vorpommern
Rehabilitationsklinik
Uckermark GmbH
Dargesdorfer Str. (Buchheide)
17268 Templin
Telefon 0 39 87/70 70
Fax 0 39 87/70 77 00
www:reha-klinik-templin.de
info@reha-klinik-templin.de

Immendorf/Schleswig-Holstein
Curschmann-Klinik
Saunaring 6
23669 Timmendorfer Strand
Telefon 0 45 03/6 02-0
Fax 0 45 03/6 02-6 37
www.drguth.de
curschmann-klinik@drguth.de

Todtmoos/Baden-Württemberg
Klinik Wehrawald der BfA
Schwarzenbachstr. 3
79682 Todtmoos
Telefon 0 76 74/90 31 61
Fax 0 76 74/90 32 30

Usedom/Mecklenburg-Vorpommern
Dünenwald-Klinik
Insel Usedom
Dünenstraße 1
17449 Trassenheide
Telefon 03 83 71/70-0
Fax 03 83 71/70-1 99
www.mediclin.de
Info@duenenwald.mediclin.de

Überlingen/Baden-Württemberg
Klinik Buchinger am Bodensee
Wilhelm-Beck-Str. 27
88662 Überlingen
Telefon 0 75 51/8 07-0
Fax 0 75 51/8 07-8 89
www.buchinger.com
klinik@buchinger.com

Waldkirch/Baden-Württemberg
Herz-Kreislaufklinik Waldkirch
Kandelstr. 41
79183 Waldkirch
Telefon 0 76 81/2 90
Fax 0 76 81/2 98 86
www.herz-kreislauf-klinik-waldkirch.de
info@hkk-klink-waldkirch.de

Weiskirchen/Saarland
Klinik für
Herz-Kreislauferkrankungen
Am Kurzentrum
66709 Weiskirchen
Telefon 0 68 76/1 70
Fax 0 68 76/17 10 10
www.ctt-trier.de
webservice-@FK-Weiskirchen.ctt-trier.de

Wolletz/Brandenburg
Fachklinik Wolletzsee
Waldstr. 2
16278 Wolletz
Telefon 03 33 37/49-0
Fax 03 33 37/4 97 01
www.ahg.de
wolletzsee@ahg.de

Sachverzeichnis